HISTOIRE CRITIQUE

DE LA

CHIRURGIE ANTISEPTIQUE

Ses origines et son évolution

Joseph LISTER

(SA VIE, SON ŒUVRE)

PAR

Jules COQUERELLE

Docteur en Médecine de la Faculté de Paris
Médecin à Beauvais
Officier d'Académie

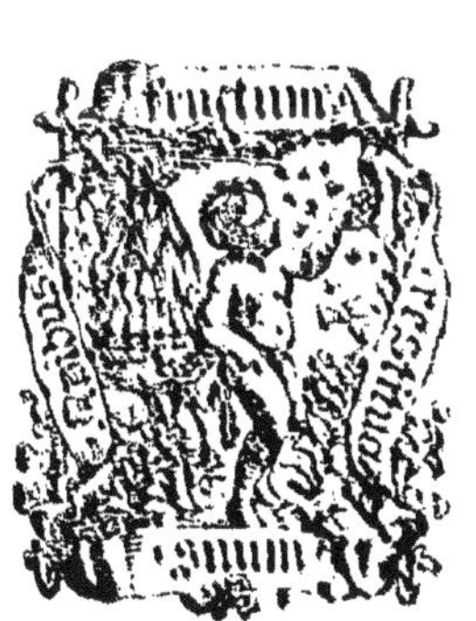

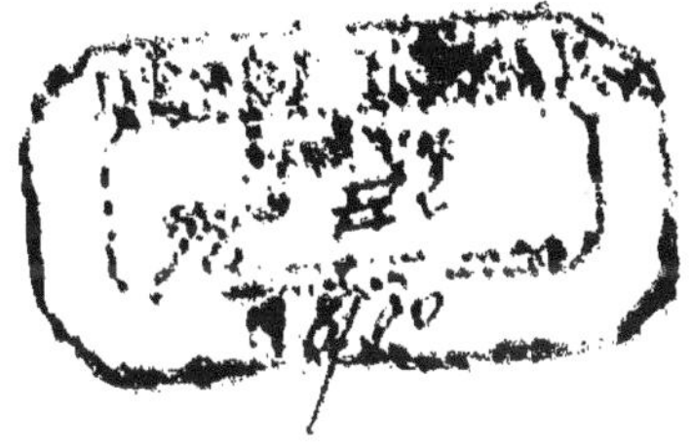

PARIS
SOCIÉTÉ D'ÉDITIONS SCIENTIFIQUES
4, RUE ANTOINE-DUBOIS, 4
PLACE DE L'ÉCOLE-DE-MÉDECINE
1900

HISTOIRE CRITIQUE

DE LA

CHIRURGIE ANTISEPTIQUE

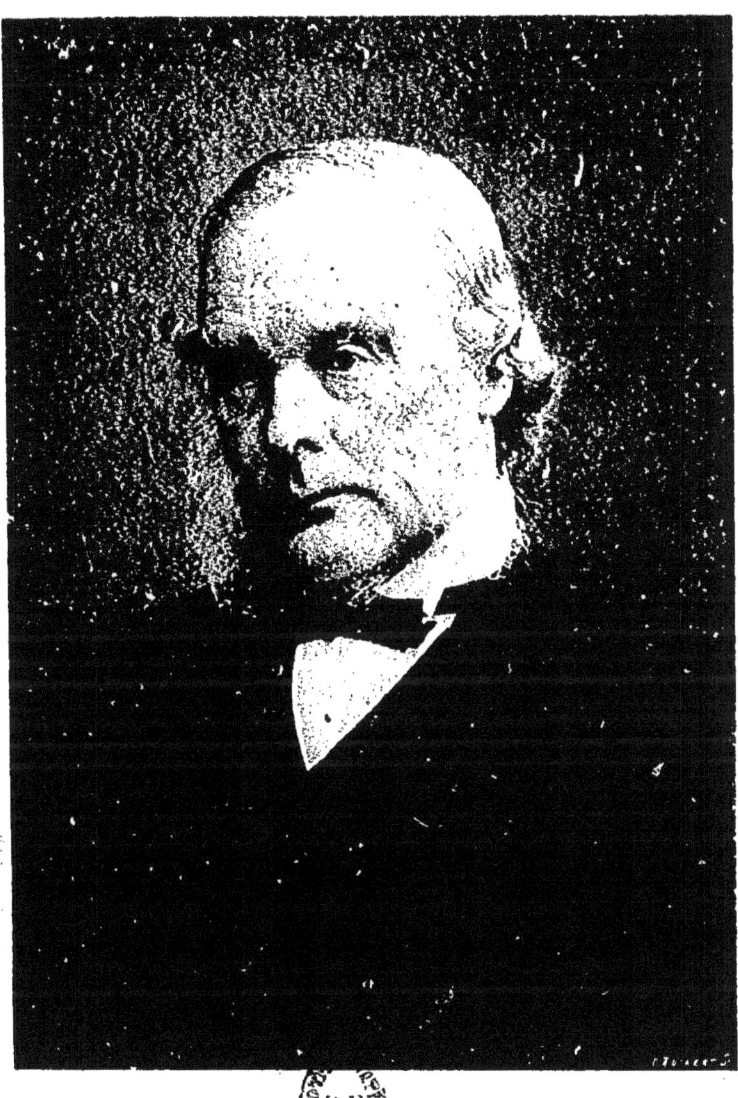

Joseph LISTER

London
25th May. 1898

My dear Sir

I beg you to forgive
me for having so long
delayed complying with
your request, conveyed in
such most kind and
generous terms.

Believe me
very sincerely yours

Lister

HISTOIRE CRITIQUE

DE LA

CHIRURGIE ANTISEPTIQUE

Ses origines et son évolution

Joseph LISTER

(SA VIE, SON ŒUVRE)

PAR

Jules COQUERELLE

Docteur en Médecine de la Faculté de Paris
Médecin à Beauvais
Officier d'Académie

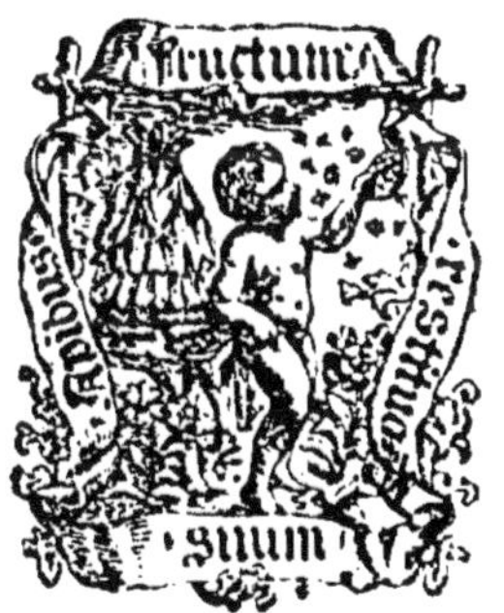

PARIS

SOCIÉTÉ D'ÉDITIONS SCIENTIFIQUES

4, RUE ANTOINE-DUBOIS, 4
PLACE DE L'ÉCOLE-DE-MÉDECINE

1900

AVANT-PROPOS

Sous le couvert de l'antisepsie, la chirurgie a été créée au cours de ces trente dernières années. Mais que de tâtonnements depuis les travaux de Lister jusqu'à la réalisation de l'asepsie parfaite, telle qu'on l'applique de nos jours ! La jeune génération d'opérateurs a bénéficié du premier coup de l'expérience de ses devanciers. Songe-t-elle à l'histoire encore récente de la méthode antiseptique et aux phases qu'elle a traversées ? J'avoue que c'est avec plaisir que j'ai lu les pages qui vont suivre. On trouvera dans un travail scientifique et plein de netteté les connaissances précises sur l'origine de la bactériologie et les méthodes qui en découlent : vaccinations, fabrication de sérums, antisepsie. La partie la plus importante de ce travail, si élégamment écrit et si bien documenté aux sources Listériennes elles-mêmes, est consacrée à l'évolution de l'antisepsie chirurgicale.

Vers 1860, deux Français, Déclat et Lemaire emploient l'acide phénique. Malheureusement

leurs essais sont timides et presque infructueux.
C'est Lister, qui le premier a sciemment appliqué
ce microbicide sur une grande échelle, aux doses
suffisantes et du même coup transformé la
chirurgie. Presque en même temps, Guérin
appliquant au traitement des plaies les expériences
de Pasteur sur la filtration des germes par la ouate,
entoure de coton absorbant les membres opérés.
Lucas Championnière ramena d'Écosse la méthode
Listérienne et c'est alors que sous son impulsion
patiente et vigoureuse celle-ci se propagea en
France et se généralisa. A cette époque, le phénol
était l'unique agent antiseptique en cours. On en
usait à profusion. On le versait à grands flots sur
les plaies, on en arrosait les parquets, les murs ;
les mains desquamaient sous l'action des solutions
fortes. Il faut arriver à Terrier pour voir la vogue
des substances antiseptiques pâlir et céder le
terrain à l'emploi de la chaleur. Les promoteurs
de cette méthode ou leurs élèves voulurent
substituer le mot asepsie à celui d'antisepsie, pour
désigner d'une part la stérilisation par la chaleur
et de l'autre la stérilisation par les substances
chimiques.

Comme disait Richelot au dernier Congrès tenu
à Amsterdam, c'est là une erreur de langage, les
deux mots ont chacun leur signification propre et
sont à conserver. En faisant bouillir un instrument

dans de l'eau boratée, on l' « antiseptise »
absolument, comme si on le laissait dans de l'eau
phéniquée forte pendant deux heures ; c'est donc
l'antisepsie dans les deux cas. Donc la chaleur est
un agent microbicide plus violent, plus sûr que les
substances chimiques et c'est tout ; l'antisepsie est
le moyen d'arriver à l'asepsie qui est le but.
L'infirmière, qui fait fonctionner les étuves,
autoclaves, bouilleurs, etc., fait de l'antisepsie,
le chirurgien, qui fait usage des instruments et
compresses qu'elle a stérilisés, fait de l'asepsie.

Quelles sont les substances antiseptiques les
meilleures ? Les bactériologistes ont voulu ensei-
gner aux chirurgiens les meilleurs microbicides.
L'expérience n'a pas répondu à ce qu'on attendait.
La clinique n'est pas d'accord avec le laboratoire
et quels que soient les composés vantés par les
savants ou les pharmaciens, « composés à noms
plus ou moins bizarres, terminés en ine ou en ol
et dont l'énumération remplirait seule tout un
volume », on en reste encore à l'acide phénique,
au sublimé et à l'iodoforme. Certains agents
antiseptiques sont pourtant réservés d'une façon
spéciale à certains microbes, certaines lésions,
certains organes : Le permanganate de potasse
détruit le gonocoque, le chlorure de zinc et le
naphtol camphré seront employés avec avantage
dans les tuberculoses chirurgicales, l'iodoforme,

malgré sa mauvaise odeur, est à utiliser pour la cavité vaginale, le menthol convient aux irrigations buccopharyngiennes, le nitrate d'argent n'est-il pas, comme dit Guyon, l'ami des muqueuses urinaires ? Il ne faudrait pourtant pas croire outre mesure à cette spécificité médicamenteuse. Les agents chimiques en solution concentrée agissent avant tout par leur causticité, s'ils sont dilués, les liquides qui les charrient, agissent mécaniquement en entraînant les germes.

Que valent au point de vue antiseptique les substances chimiques ? Eh bien ! vis-à-vis des tissus, ils sont insuffisants et gênent la réparation, vis-à-vis des objets, ils sont beaucoup inférieurs à la chaleur. Les antiseptiques répandus à la surface des plaies ne peuvent les pénétrer, seule la colonie superficielle est détruite ; les microbes et leurs spores, qui ont pénétré tant soit peu dans les tissus, ne sont pas attaqués. D'ailleurs, même *in vitro*, il est démontré que si le sublimé ou le phénol agissent sur les microbes adultes, ils sont sans action sur leurs spores. L'expérience n'est-elle pas là pour démontrer leur inaction vis-à-vis des foyers infectés. Injectez dans une cavité suppurante les substances les plus actives, vous ne tarirez pas l'écoulement, incisez cette poche largement, tamponnez-la avec de la gaze stérile, lavez-la à l'eau bouillie et très rapidement la suppuration sera tarie. On guérit les phlegmons par les larges débridements et l'étalement brutal des surfaces infectées, qui empêchent la stase des sécrétions, les mèches antiseptiques n'agissent que par absorption, les lavages phéniqués n'agissent qu'en entraînant les staphylocoques par l'eau qui sert d'excipient à la solution.

Les antiseptiques chimiques sont donc impuissants, de plus ils sont nuisibles. Je ne dirai pas nuisibles pour la santé générale des malades, car je ne crois guère aux intoxications iodoformée, sublimée, phéniquée, etc..., mortelles ; elles ont existé sans aucun doute, mais le plus souvent les morts par empoisonnement sont une heureuse excuse trouvée par l'opérateur désireux de masquer ses accidents septicémiques. Les substances chimiques nuisent avant tout à la cicatrisation des plaies, elles paralysent les phagocytes, détruisent les cellules vivantes en même temps que les microbes ; semblables au pavé de l'ours, elles tuent beaucoup de cellules saines pour quelques rares microbes égarés sur la plaie. Le temps de l'irrigation antiseptique des plaies est donc passé. Ne mettons pas de germes dans nos plaies, tout est là.

Parlons maintenant de l'action microbicide de la chaleur. Celle-ci substitue une certitude absolue à un calcul de probabilité (Terrier). La chaleur est vraiment l'agent antiseptique par excellence.

Microbes et spores sont infailliblement tués par la chaleur à 160°, la chaleur humide à 125°, l'ébullition prolongée dans de l'eau additionnée de borax ou de carbonate de soude. Opérons avec des gants stérilisés à l'autoclave, sur un champ opératoire garni de serviettes autoclavées, qui limitent au bistouri une zone étroite d'action, que nos instruments sortent de l'étuve sèche, que nos compresses de gaze sortent de l'autoclave, évitons de parler pendant les opérations pour que les bulles septiques de salive ne viennent pas contaminer la plaie, de cette façon l'asepsie idéale est réalisée et toutes les portes sont fermées à l'agent de la suppuration ou de la septicémie.

Malheureusement cette antisepsie absolue, obtenue avec la chaleur seule, n'est pas facile à réaliser dans tous les cas. Les mains ne s'accommodent pas toutes de gants stérilisables et les serviettes, qui circonscrivent le champ opératoire, s'éloignent parfois des limites de ce dernier. Comme il n'y a pas moyen de faire bouillir ou flamber la peau du malade et celle du chirurgien, force est donc de recourir aux agents antiseptiques. Un autre moyen physique vient ici associer sa bienfaisante action à celle du sublimé et du phénol, je veux parler du dégraissage. Après la chaleur, le dégraissage est certainement le meilleur moyen, je ne dirai pas de tuer mais de chasser les germes par action mécanique. Pour qu'une substance antiseptique agisse sur la peau, il faudra faire précéder son application d'un décapage vigoureux et de longue durée à l'aide d'une brosse, d'eau chaude et de savon, d'alcool et d'éther. Le dégraissage suivi de l'application d'une substance antiseptique pourra être substitué à la chaleur, mais à son défaut seulement et sans jamais pouvoir conférer une asepsie aussi parfaite. D'ailleurs la perfection n'est pas de ce monde, pas même du monde chirurgical. L'asepsie absolue n'existe pas, car les microbes voltigeront toujours dans l'air et tomberont sur les plaies. Chacun ne sait-il pas que sur 20 laparotomies, si on prend soin avant la fermeture du ventre de recueillir un peu de sérosité périto-néale, on trouve 15 fois au moins des micro-organismes en activité ? Et pourtant sur ces 20 malades, 20 pourront guérir ! Pourquoi ? C'est parce que la nature a prévu l'imperfection de nos moyens stérilisateurs et a placé dans notre organisme une quantité innombrable d'organes de défense, de cellules phagocytaires. L'épiploon entre autres viendra au secours du chirurgien et détruira les germes avec rapidité. Chacun connait le rôle intelligent de cette toile anti-septique, qui se précipite sur une perforation intestinale, sur un appendice enflammé, sur une trompe pleine de pus pour défendre la grande séreuse. Chacun de nous connait le rôle de l'état général vis-à-vis de l'infection. A côté de la résistance que les sujets jeunes ou vigoureux opposent à l'invasion microbienne, que de mauvais terrains présentent pour la chirurgie, les diabétiques, les cancéreux, les albuminuriques ! Leurs phagocytes sont déprimés, languissants, peu actifs, l'élimination rénale est défectueuse, l'influx nerveux est en basse tension.

Chez de tels sujets, il faut être d'une asepsie parfaite et se rappeler que toute opération bien faite doit être menée rapidement.

En effet, si l'antisepsie est la condition *sine quâ non* de la chirurgie, elle n'est pas toute la chirurgie ; les simples précautions peuvent être prises par n'importe qui, on ne peut aussi aisément se dire opérateur.

La chirurgie n'est pas dans les instruments, ni dans les livres, elle réside dans le cerveau et la moelle du chirurgien.

PAUCHET D'AMIENS.

PRÉFACE

La revue critique, qu'on va lire de l'œuvre de Lister, n'a été écrite que sous l'empire d'un souci, celui de la Vérité. Puisse notre tâche délicate avoir été bien remplie ! Au terme d'une notice biographique très courte, nous abordons immédiatement l'objet principal de cette étude, à savoir l'histoire critique de la Chirurgie Listérienne.

J. COQUERELLE.

BIOGRAPHIE DE LISTER

Sir Joseph LISTER, chirurgien anglais, né à Londres le 5 avril 1827, fit ses études de médecine dans sa ville natale, fut reçu bachelier en 1852 et membre du Collège des Chirurgiens d'Edimbourg, en 1855. Vers la même époque, il devint professeur de clinique chirurgicale à l'Université de Glascow, passa à la même chaire de l'Université d'Edimbourg et succéda, en 1877, au célèbre chirurgien Fergusson à l'Université de Londres. Docteur honoraire des Universités anglaises et écossaises, l'éminent professeur de clinique chirurgicale au King's College, a été créé baronet en 1884. Depuis il a été élevé par la reine Victoria à la pairie.

Nous avons de ce savant chirurgien, connu en France surtout par l'apostolat de son brillant et infatigable disciple Just Lucas-Championnière, des dissertations et mémoires insérés dans le Lancet, les Philosophical transactions, les Pathological transactions, sur la carie des os, sur la fermentation lactique, la coagulation du sang, etc..... Citons encore : « On the present position of. Antiseptic Surgery », au congrès de Berlin, 1890, et « L'Art de guérir et la science », 1896, où ses idées les plus nouvelles sont exposées, etc... Il a été traduit de lui en français : « Chirurgie antiseptique et théorie des germes ». (Paris et Bruxelles, 1881, in-8).

« Sa gloire impérissable, a dit justement Championnière, est d'avoir sorti la chirurgie de l'état empirique pour l'amener à l'état scientifique ».

HISTOIRE CRITIQUE
DE LA
CHIRURGIE ANTISEPTIQUE

Histoire critique
de la Chirurgie Listérienne. — Ses origines
et son évolution.

Origines Pasteuriennes du Listérisme

C'est en 1847 que, pour la première fois, Alphonse Guérin émettait en chirurgie l'hypothèse des miasmes.

Pour Paul Dubois, l'infection purulente relevait également en obstétrique d'un principe identique.

Qu'était ce principe, aussi obscur dans sa cause que clair dans ses effets ? Qu'étaient les miasmes ? Comment expliquer l'infection, la contagion ?

Ce troublant problème ne pouvait que s'imposer en un temps, où les malades, en proie à la pyémie, l'érysipèle, la gangrène, etc... succombaient pêle-mêle, voués au même et sinistre destin, où de meurtrières épidémies décimaient toutes les maternités.

Les forces vives des générations les plus illustres se montraient impuissantes contre le terrible fléau des plaies : l'infection purulente. En vain les Larrey, les Dupuytren, les Lisfranc, les Velpeau, les Gerdy, les Blandin, les Nélaton, les Gosselin, les Sédillot scrutèrent inquiets le pourquoi et le comment de leurs revers inévitables !

A de certains moments, la désespérance, sinon l'affolement, gagnait les esprits les plus hardis et des doigts, l'instrument tombait, quelque simple que fût l'intervention. Ne voulant point être meurtrière, la chirurgie préférait l'expectation conservatrice.

Cette époque d'apeurement n'est plus. Il semble que le temps relègue au rang de souvenirs vagues les tristesses de la chirurgie d'antan. La réforme chirurgicale est d'hier : elle date de vingt ans, de vingt-cinq ans à peine.

Grâce aux Dieux, par là nous entendons Pasteur, Lister et Guérin, et la foule de leurs élèves, la prodigieuse fin du siècle a vu s'évanouir toutes les terreurs, toutes les appréhensions des époques passées.

Le fléau chirurgical est anéanti. Sous le couvert de l'antisepsie, sous le règne de l'asepsie préalable, l'art de la chirurgie s'est créé un domaine d'une telle étendue et d'une telle étrangeté que le sceptique Velpeau et sa génération seraient dans la stupeur s'ils renaissaient maintenant de leurs cendres.

Voyons, dans l'ordre de leurs étapes expérimentales, la genèse et l'évolution progressive de cette réforme de la chirurgie.

Battue en brèche par les expériences de Schultze et de Schvann, la théorie de la génération spontanée avait un moment repris avec Pouchet et l'Ecole de Rouen, sa splendeur ancienne.

Les germes de l'air ne laissaient de demeurer insaisissables.

Il appartenait à Pasteur, filtrant l'air à travers l'ouate, de montrer dans les mailles de ce tissu nombre de corpuscules, qu'il reconnut être des germes.

Tyndall, en Angleterre, par toute une série d'expériences, n'ajouta guère aux mémorables démonstrations de Pasteur sur l'existence réelle et la nature des miasmes.

En présence de la confirmation de son hypothèse, A. Guérin, s'éclairant du laboratoire, ouvrit l'ère nouvelle des applications. Avec l'ouate, il mit sciemment en pratique les expériences concordantes de Pasteur et de Tyndall.

L'air filtré à travers une épaisseur suffisante d'ouate ne contient plus de germes. Guérin enveloppait la plaie d'abondantes couches d'ouate simple, propre, convenablement appliquées, également tassées et serrées avec de longs et larges tours de bandes.

Ce pansement pouvait permettre à l'air d'arriver à la plaie, mais purgé de tous miasmes délétères.

S'appuyant également sur la doctrine de Pasteur, Lister, de son côté, ignorant les recherches de Guérin, imaginait d'une façon parallèle l'antisepsie.

Ainsi naquirent l'asepsie en France, l'antisepsie en Ecosse. Ce sont les fruits en quelque sorte naturels, qu'a portés dès l'origine la doctrine féconde des miasmes animés.

Il est clair comme le jour que le pansement de

Guérin repose tout entier sur les démonstrations mémorables de Pasteur, relatives à la filtration ouatée de l'air et à l'arrêt des miasmes.

Lister n'a jamais, d'autre part, cessé de se montrer l'admirateur de notre illustre compatriote et de son œuvre géniale.

Peut-être élève ne se montra jamais plus fidèle au Maître. En quelle filiale piété, il le tient :

« Si jamais vous venez à Édimbourg, écrivait-il au Maître, au berceau de la méthode, ce serait une vraie récompense pour vous que de voir à notre hôpital dans quelle large mesure le genre humain a profité de vos travaux. Ai-je besoin d'ajouter quelle grande satisfaction j'éprouverais à vous montrer ici ce dont la chirurgie vous est redevable ».

Après le triomphe de la méthode antiseptique, au Jubilé d'il y a quelques années, Lister eut à cœur, comme tout dernièrement sur son tombeau, de venir solennellement témoigner à Pasteur son inaltérable reconnaissance :

« Vraiment, il n'existe dans le monde entier aucun individu auquel doivent plus qu'à vous les sciences médicales ».

« Vos recherches sur les fermentations ont jeté un rayon puissant qui a illuminé les ténèbres funestes de la chirurgie et changé le traitement des plaies, d'une affaire d'empirisme incertain et trop souvent désastreux en un art scientifique sûrement bienfaisant ».

« Grâce à vous, la chirurgie a subi une révolution complète, qui l'a dépouillée de ses terreurs et a élargi presque sans limites son pouvoir efficace ».

Lister procède de Pasteur comme Guérin.

Les nouvelles méthodes de pansement aseptique et antiseptique sont les corollaires dans l'histoire des axiomes scientifiques de Pasteur.

C'est pour l'un et l'autre promoteurs de l'asepsie et de l'antisepsie une gloire, non la moindre, de s'être toujours affirmés, comme d'avoir été réellement les disciples empiristes de Pasteur et de la science microbiologique.

C'est en 1859-60, c'est-à-dire à une époque qui déjà s'éloigne dans le souvenir, que Louis Pasteur émettait dans un éclair de génie le stupéfiant paradoxe : « pas de germes atmosphériques, pas de fermentations, pas de putréfaction ».

L'expérimentation, entre ses mains heureuses, ne tarda point, par l'irrésistible progrès de ses travaux, que nous analyserons plus loin, à démontrer à la lettre ce qu'il affirmait.

Dès la même époque, un autre Français, véritable précurseur de Lister, Jules Lemaire, donnait à la formule paradoxale de Pasteur, ce complément non moins hardi : « pas de suppuration, si on tue les germes ».

Comme démonstration pratique, il appropriait à l'art de la chirurgie les solutions « antiseptiqués » d'acide phénique, pour parler son propre langage.

Pourquoi la fatalité a-t-elle permis que les doses dont fit usage Lemaire et qu'il préconisa avant l'Anglais Lister, fussent trop faibles pour être efficaces ?

« Dans une œuvre datant de 1863, Lemaire arrivait à conclure qu'une faible dose d'acide phénique est suffisante pour détruire les germes et prévenir les fermentations suppuratives ».

Dès 1860, il disait :

« En démontrant, que l'altération que l'air fait subir à tous les produits animaux liquides, morbides et physiologiques, sécrétés ou exhalés, est due à des ferments vivants, je crois avoir réalisé un grand progrès pour la thérapeutique, je montrais du même coup la cause des désordres, que l'on attribuait à l'inflammation et le traitement qu'il était rationnel de substituer à ceux en usage, c'étaient les ferments qu'il fallait détruire.

« Pour mettre les solutions de continuité à l'abri des fermentations, il suffit de les couvrir dès le début de compresses imbibées d'eau phéniquée : deux millièmes d'acide phénique suffisent pour obtenir ce résultat.

« Comme l'acide phénique se volatilise rapidement, il faut maintenir sur les surfaces ou sur les orifices suppurants de gros gâteaux de charpie ou simplement d'épaisses compresses imbibées d'eau phéniquée ; de cette manière, tous les germes que l'air y dépose sont tués et le travail naturel de réparation s'opère sans entrave ».

Plus loin, à propos d'une arthrite suppurée, guérie par son pansement à l'acide phénique, Lemaire ajoutait :

« Tous les chirurgiens savent que les arthrites chroniques suppurées en communication avec l'air sont fréquemment mortelles et que le seul moyen pour sauver le malade est l'amputation.

« Ici comme dans toutes les affections suppurantes, l'intervention de l'acide phénique a changé immédiatement la face des choses : l'état des tissus et la qualité du pus ont été de suite modifiés, la souffrance a cessé et un travail réparateur en a été la conséquence : tout cela est le résultat de l'action de l'acide phénique sur les germes de l'air ».

Ces pages relatives à l'infection et à l'antisepsie d'une telle clarté et d'un tel à-propos, qu'on les dirait empruntées à Lister et à sa profession de de foi la plus récente : « l'art de guérir et la science » furent écrites par notre compatriote Lemaire aux heures les plus sombres de la chirurgie (1860).

N'est-ce pas rappeler en passant, que c'est à un Français, Lemaire, qu'est et demeure acquise la priorité de l'adaptation à la chirurgie de la théorie des ferments et des germes, comme c'est à un autre Français, qui lutta toute sa vie pour la revendication légitime de ses droits, qu'est et demeure acquise la priorité de l'application chirurgicale du phénol, comme agent curateur des plaies.

La gloire de Déclat, non plus que de Lemaire, que nous tenons l'un et l'autre pour les petits prophètes de la Réforme, ne saurait atteindre la gloire de l'illustre Lister, qui est à bon droit le grand Prophète.

Il est acquis que, lorsqu'en 1864, Déclat fit part en France, à l'Académie des Sciences, d'un grand nombre d'applications médicales et chirurgicales de l'acide phénique, Lister, en Angleterre, n'avait ni publié, ni appliqué, ni seulement songé à appliquer l'acide phénique au traitement des plaies.

Voilà ce qu'il convient de proclamer bien haut.

Bien que Lister, nous le verrons, ait ignoré les travaux français de Déclat et de Lemaire et l'application médico-chirurgicale du phénol qu'ils avaient faite antérieurement à lui, il n'est qu'absolument exact de dire que la première application publique de l'acide phénique au pansement des plaies fut faite par Déclat, en France, en novembre 1861, aux Frères Saint-Jean-de-Dieu, en présence des docteurs Gros et Maisonneuve.

Maisonneuve un des plus habiles chirurgiens, un des rares chirurgiens entreprenants de son temps, s'empressa de l'expérimenter à l'Hôtel-Dieu et ne cessa d'en faire usage, tant les premiers résultats l'avaient encouragé.

Malheureusement, Maisonneuve était sujet aux distractions et oubliait à qui il devait la révélation des propriétés merveilleuses du nouvel agent ; à preuve cette anecdote, rapportée par Déclat : « Quelques mois après le beau fait dont je l'avais rendu témoin, j'eus une nouvelle occasion de me rencontrer avec lui ; après les soins donnés au malade, pour lequel nous étions réunis, il fut naturellement question entre nous de ce qui se passait dans le monde médical et à Maisonneuve plus qu'à tout autre, on pouvait demander : « Que faites-vous de nouveau ? »

« Je lui adressai la question et il me répondit : « Je fais des choses admirables et qu'il faut que vous veniez voir dans mon service. — De quoi s'agit-il donc ? — Il s'agit de diverses applications d'une nouvelle substance, l'acide phénique, qui me donne des résultats merveilleux. — S'il s'agit de résultats de l'acide phénique, il me semble que je dois m'en douter un peu, lui dis-je, puisque le jour où je l'ai appliqué devant vous, vous ne saviez même pas que l'acide phénique existât.

— Oh ! c'est vrai, fit-il en poussant une exclamation, riant et levant les bras en l'air ! »

Maisonneuve, au moins, reconnut ses torts, mais combien d'autres ne voulurent jamais revenir à résipiscence !

Le rival naturel en France de Déclat fut Lemaire, dont les travaux remarquables étaient, nous l'avons vu, les plus rapprochés de ceux de Déclat, Lemaire, dont l'anglais Lister ne fit qu'appliquer, un peu plus tard et sur un large échelle, les merveilleuses idées, en matière d'infection et d'antisepsie, et cela avec le même agent : l'acide phénique (1860-1863).

Le différend qui s'éleva entre Déclat et Lemaire fut soumis à l'Académie des Sciences et Déclat triompha.

« Déclat, dit le Secrétaire perpétuel, qui était le savant Flourens, a, le premier, utilisé l'acide phénique et, dès 1861, il en faisait une application suivie d'un succès très remarquable. Une gangrène survenue avec la fracture de la colonne vertébrale fut guérie par l'acide phénique d'une manière vraiment miraculeuse ».

Telles sont les revendications françaises, relatives à la découverte de l'antisepsie chirurgicale, qu'il est juste de formuler : d'abord en faveur de Déclat, qui appliqua le premier l'acide phénique dès 1861 « d'une manière vraiment miraculeuse » (Flourens), puis en faveur de Lemaire, qui, devançant Lister, appropria nettement « en des termes que nous avons cités (1860-1863) à l'art de la chirurgie, la théorie des ferments et des germes et essaya en petit avec l'acide phénique ce que l'illustre Lister sut réaliser en grand.

1*

Quelque soit la légitimité indéniable des revendications françaises au sujet de l'antisepsie et bien qu'il ait été inspiré par les travaux français de Pasteur sur les ferments, Joseph Lister, d'Edimbourg, avec ou sans Lemaire (1860-1863), avec ou sans Déclat (1861), n'en reste pas moins aux yeux de la postérité, l'auteur magistral, le promoteur de la méthode antiseptique, qui porte à bon droit son nom et ce, parce qu'il révolutionna l'art chirurgical et l'éleva à la hauteur d'une science, en utilisant cet agent qu'il mania en maître et dont il fit une panacée systématique, le phénol.

Nous allons montrer maintenant l'influence prépondérante que les premiers travaux de Pasteur sur les fermentations ont eue sur la chirurgie et la restauration antiseptique.

Quelle est la part de Lister dans l'antisepsie ? Comment fut-il amené à mettre à profit dans le traitement des plaies « l'acide phénique, dont il avait seulement entendu parler jusque-là, comme ayant une remarquable action désodorisante sur l'eau d'égout » ? Comment « ce produit, qui n'était encore qu'une curiosité de laboratoire », devint-il une merveilleuse panacée chirurgicale ? Enfin, quel lien unit dans l'histoire contemporaine l'empirisme à la science, le nom de Lister à celui de Pasteur ?

A ces questions, Lister répondait récemment en passant en revue les rapports chronologiques qui liaient dans sa pensée, quant à la genèse et à l'évolution, la science nouvelle et l'art nouveau de guérir, la microbiologie et l'antisepsie.

« Les travaux de Pasteur sur les fermentations, disait-il, fournissent un exemple de l'étroite relation qui existe entre l'art de guérir et la science ».

Avant Pasteur, les fermentations étaient expliquées par l'action de l'oxygène de l'air, qui, agissant sur les produits animaux et végétaux instables, les décomposait de proche en proche.

Cagniard Latour avait montré pourtant, plusieurs années auparavant, que les levures consistent essentiellement en cellules d'un champignon microscopique et il avait attribué la décomposition du sucre en alcool et acide carbonique, au développement de ce microorganisme. En Allemagne, Schwann, qui avait découvert aussi de son côté le germe de la levure, avait rendu compte également d'expériences très frappantes à l'appui d'idées analogues sur la putréfaction de la viande. Ces idées avaient du reste trouvé d'autres avocats, sans cependant rencontrer grand crédit dans le monde savant, en raison de la haute autorité de Liebig, qui y était absolument opposé.

Nommé doyen de la Faculté des sciences à l'Université de Lille, ville où les produits de la fermentation alcoolique font l'objet d'une fabrication importante, Pasteur s'adonna à l'étude de cette fermentation et ne tarda pas à être fermement convaincu de la justesse des idées de Cagniard Latour à cet égard, bien que rien de comparable à la formation de la levure n'eût encore été observé pour les autres fermentations. Pasteur s'occupa d'abord de la fermentation lactique, qui transforme le sucre en acide lactique. Cette fermentation était alors produite en ajoutant une substance animale, telle que la fibrine, à la solution de sucre, en même temps que de la chaux, qui se combinait avec l'acide au fur et à mesure de sa formation.

Pasteur constata, ce qui n'avait jamais été fait auparavant, la formation d'un fin dépôt gris, différant peu en apparence de la fibrine décomposante, mais augmentant sans cesse, à mesure que la fermentation se poursuivait. Frappé par l'analogie que présentait ce dépôt avec la levure, il l'examina au microscope et trouva qu'il était formé de petites particules de grosseur uniforme.

Pasteur n'était pas un biologiste, mais bien que les particules précitées fussent d'une petitesse extrême comparativement aux constituants élémentaires de la levure, il acquit bientôt la conviction qu'elles n'étaient autre chose que les cellules d'un petit champignon microscopique constituant le ferment essentiel ; la fibrine ou tout autre soi-disant ferment, ne servait donc simplement qu'à fournir à ce microorganisme les substances chimiques indispensables à sa nutrition et absentes dans le sucre. L'exactitude de ces idées fut confirmée d'une manière inéluctable par la suppression de la fibrine ou de toute autre matière animale et son remplacement par des sels minéraux contenant les éléments chimiques nécessaires. Une trace de dépôt gris ajouté à une solution de sucre contenant ces sels et de la chaux, donna en effet une fermentation lactique plus intense que celle obtenue par les moyens ordinaires.

Je me suis un peu arrêté sur ces travaux, parce qu'ils montrent bien la pénétration de Pasteur comme observateur et son habileté comme expérimentateur, en même temps que sa perception instinctive de la vérité.

Une série d'autres recherches vint montrer clairement que toutes les véritables fermentations, y compris la putréfaction, sont dues au développement de microorganismes. Comme conséquence directe, Pasteur fut amené à rechercher quelle était l'origine des microbes, qu'il indiquait comme la cause essentielle des diverses fermentations. A cette époque, on admettait, et beaucoup de naturalistes partageaient cette manière de voir, que les êtres microscopiques de cette nature prenaient naissance *de novo* dans la décomposition des matières organiques. La doctrine de la génération spontanée, écartée peu à peu pour les créatures visibles à l'œil nu, avait trouvé un dernier réfuge là où les êtres étudiés étaient d'une telle petitesse qu'il était difficile d'observer leurs habitudes et leur histoire. Ici encore, Pasteur eut tout de suite l'intuition de la vérité et pressentant son immense importance, il s'attacha avec ardeur à sa recherche. J'essaierai de donner une idée de l'une des séries d'expériences qu'il fit à cet effet. Il remplit une série de flacons en verre à col étroit, d'une décoction de levure liquide, particulièrement apte à s'altérer par simple exposition à l'air. Le liquide fut porté à l'ébullition dans chaque flacon, de manière à tuer les ferments vivants qu'il pouvait contenir et les flacons furent fermés au chalumeau pendant l'ébullition, après quoi on les laissa refroidir. La vapeur en se condensant laissait un vide au-dessus du liquide. Les flacons ainsi préparés furent alors portés dans divers lieux et l'on brisa l'ampoule de manière à laisser pénétrer l'air ambiant ; après quoi, les flacons furent fermés de nouveau au chalumeau. Il est clair que les microorganismes qui pouvaient exister dans l'atmosphère étudiée devaient manifester leur présence en se développant dans le liquide. Or, quand l'opération était faite dans une pièce habitée ou sous les arbres d'une forêt, une multitude de petites formes vivantes se développaient dans les flacons, mais quand on opérait dans un lieu non occupé, où les organismes en suspension et les poussières avaient eu le temps de se déposer sur le sol, la décoction demeurait parfaitement claire et inaltérée. Il était donc avéré que l'oxygène et les autres éléments gazeux de l'atmosphère sont incapables de produire d'eux-mêmes aucun développement organique dans l'eau de levure.

Ceci est un exemple des expériences multiples qu'institua Pasteur et qui lui permirent d'affirmer que la génération spontanée est une chimère et que l'organisme vivant, le plus humble et le plus petit, ne peut naître que d'êtres semblables à lui.

Pasteur mit en lumière l'énorme importance de ces humbles organismes dans l'économie de la nature ; c'est par leur intermédiaire que les corps morts de la plante et de l'animal sont réduits en composés plus simples, susceptibles d'être assimilés par de nouvelles formes vivantes. Sans leur intervention, le monde serait, selon l'expression de Pasteur, encombré de cadavres ; ils sont indispensables, non-seulement à notre bien-être, mais à notre existence même. Des microbes similaires ont dû accomplir la même fonction nécessaire durant les périodes passées de l'histoire du monde, et il est intéressant de penser que des organismes aussi simples qu'on peut les concevoir à l'apparition de la vie sur notre globe ont, selon toute probabilité, perpétué leur race durant la période géologique.

Les travaux de Pasteur sur la fermentation ont eu une très grande influence sur la chirurgie.

Voyons ce que dit Lister à ce sujet : « On m'a souvent sollicité d'exposer en public la part que j'ai pu prendre à la transformation que j'évoque ; je m'y étais refusé jusqu'ici, en partie parce que les détails sont purement techniques, mais surtout parce que j'éprouvais une invincible répugnance à parler de moi. Cette dernière objection a perdu de son poids, depuis que l'âge est venu qui me donnait le droit de laisser à de plus jeunes la pratique de ma profession bien-aimée. »

« Rien n'était plus frappant, autrefois, dans les opérations chirurgicales, que la différence d'allure des blessures, suivant que la peau était atteinte ou non. Ainsi, quand les os de la jambe étaient rompus, la peau restant intacte, le chirurgien se contentait d'appliquer l'appareil nécessaire, sans autre souci que d'assurer la bonne position des fragments, quelque graves que pussent être les lésions des os et des parties avoisinantes. Mais dès qu'il existait une plaie communiquant avec les os fracturés, l'accident, fût-il même moins grave à d'autres égards, la fracture compliquée — c'est ainsi qu'on l'appelait — prenait un caractère alarmant. M. Syme qui était, je crois, le chirurgien le plus habile de son temps, disait qu'il inclinait à penser que le mieux serait, en général, dans le cas de fractures compliquées, de recourir tout de suite à l'amputation, sans essayer de sauver le membre ».

« Quelle était la cause de cette différence étonnante ? Il est clair qu'elle devait être attribuée à l'exposition des parties blessées ; l'un des principaux effets de cette exposition, c'était le dégagement d'une odeur indiquant que le sang avait subi une putréfaction et s'était transformé dans la plaie en une substance très irritante et vénéneuse. J'ai vu un homme mourir en deux jours d'une fracture de jambe, absolument empoisonné par les produits de la putréfaction, tout comme s'il avait absorbé une forte dose d'un toxique violent ».

« Les plaies extérieures des parties molles peuvent être guéries de deux manières : si les surfaces sont coupées nettement et propres, il suffit parfois de les rapprocher pour qu'elles se réunissent rapidement et sans douleur « *par première intention* ». Ce cas est toutefois exceptionnel : trop souvent les efforts du chirurgien pour obtenir cette soudure primaire restent infructueux. L'inflammation survient et les tissus rebelles doivent être enlevés, ce qui crée des ouvertures. Il faut alors, comme dans le cas où la plaie est restée ouverte dès le début, recourir à d'autres moyens ».

« Toute surface de chair exposée à l'air libre se couvre d'abord d'une couche de sang caillé, qui se putréfie invariablement ; l'irritation des tissus sensibles par les produits putrides me paraît suffire à expliquer l'inflammation qui se produit toujours dans la plaie et autour d'elle, pendant les trois ou quatre jours qui s'écoulent avant la production de ce qu'on appelle « *les granulations* ». Celles-ci constituent un revêtement à grains grossiers, de structure très imparfaite ou embryonnaire, dépourvu de nerfs sensitifs et de nature à rejeter le pus, plutôt qu'à absorber, comme le font les tissus fraîchement divisés, les produits de la putréfaction. Les granulations forment un magnitique emplâtre vivant qui protège les parties blessées de l'irritation et le système général de l'empoisonnement et des troubles fiévreux consécutifs. Elles ont d'ailleurs d'autres propriétés, telles que leur tendance à réduire graduellement les dimensions de la plaie, réduction que favorisent aussi d'autres causes. Les cellules de l'épiderme des bords cutanés de la plaie produisent des cellules jeunes de même nature, qui s'étendent peu à peu sur les granulations, jusqu'à ce qu'elles les recouvrent entièrement et ne laissent qu'une cicatrice fermée. Tel est l'autre mode de guérison par granulation et cicatrisation, processus qui, lorsqu'il suit son cours normal, commande notre profonde admiration »

« Pourtant ce processus est plus compliqué que la guérison par réunion primaire, et il est toujours précédé de plus ou moins d'inflammation et de fièvre, dont les effets peuvent être très fâcheux. Il admet aussi des interruptions imprévues. La plaie peut s'élargir au lieu de se fermer et l'ulcération, sous l'une de ses formes multiples, apparaît et empêche la cicatrisation ; on peut même observer une destruction effrayante des tissus qui, des circonstances dans lesquelles elle prend le plus souvent naissance, a reçu le nom de gangrène d'hôpital. Enfin il survient dans certains cas d'autres complications sérieuses et souvent mortelles, que le chirurgien doit considérer comme des accidents et vis-à-vis desquels il est souvent désarmé ».

« Nombre de considérations m'avaient amené à envisager la putréfaction comme un ennemi dangereux pour le chirurgien ; j'avais fait de mon mieux pour l'atténuer, par l'application scrupuleuse des moyens de propreté ordinaire et l'usage de diverses lotions désodorisantes, mais il ne semblait pas que l'on pût obtenir de sérieux résultats si, comme nous le croyions avec Liebig, la cause première des accidents était l'oxygène de l'air. Les recherches de Graham montraient, en effet, que ce gaz se diffusait à travers les pansements poreux employés pour absorber le sang versé par la plaie. Mais quand Pasteur eut montré que la putréfaction était due à un ferment causé par le développement de microbes incapables de naitre *de novo* dans la substance décomposable, le problème prit un autre aspect. Il devenait évident que si l'on pouvait traiter la plaie avec quelque substance, qui, sans porter une atteinte sérieuse aux tissus humains, pût détruire les microbes se trouvant déjà dans la plaie et empêcher l'accès des microbes extérieurs, on arriverait à empêcher la putréfaction, malgré que l'air et son oxygène vinssent baigner la plaie. J'avais entendu parler de l'acide phénique comme ayant une remarquable action désodorisante sur l'eau d'égout, je résolus d'en essayer dans le traitement des fractures compliquées. Mon collègue, M. Anderson, professeur de chimie à l'Université de Glascow, me procura un échantillon de ce produit, qui n'était encore qu'une curiosité de laboratoire, et l'ayant appliqué tel quel sur la plaie, avec un dispositif permettant de renouveler le pansement, j'eus la joie de voir les blessures se guérir, comme des fractures simples, laissant la peau intacte. »

« Ce mode de traitement nous procurait, en outre, l'avantage immense de permettre l'observation des plaies et d'étudier ce qui était jusqu'alors resté toujours voilé aux yeux des hommes, la façon dont les blessures sous-cutanées étaient réparées. La disparition des tissus morts présentait un intérêt spécial. Ces tissus, qu'on avait toujours vu se séparer graduellement des tissus vivants par le processus inflammatoire, ne causaient plus aucun trouble dans leur voisinage, maintenant que les pansements antiseptiques empêchaient la putréfaction et par suite l'irritation. Ils servaient de « pabulum » pour les éléments des tissus vivants voisins, qui se substituaient bientôt entièrement aux tissus morts. On voyait même cette substitution de tissus vivants aux tissus morts s'étendre aux os. »

« Cette particularité suggéra l'idée de se servir de téguments de tissus animaux morts pour fermer les vaisseaux sanguins. Les cordes à boyau fournies par l'intestin du mouton sont excellentes à cet effet, pourvu qu'elles aient été convenablement préparées et qu'elles soient exemptes de microbes vivants. Le nœud est sûr et la ligature, graduellement absorbée, est remplacée par un anneau de tissu vivant. On évite ainsi l'enlèvement toujours laborieux de la ligature et le danger sérieux d'hémorrhagies consécutives. »

« L'acide phénique non dilué est un caustique puissant. On pouvait bien l'employer pour une fracture composée, où la perte de quelques parties de tissu est de peu d'importance comparativement au danger terrible écarté, mais ce produit ne saurait convenir pour les plaies faites par le chirurgien.

On reconnut bientôt pourtant que l'acide en question rendait les mêmes services, dilué dans l'eau, que, par cette dilution qui lui enlevait son caractère caustique, il devenait propre aux opérations chirurgicales. Dans l'état de nos connaissances, deux points essentiels devaient surtout préoccuper : conduire l'opération de manière qu'après son achèvement, la plaie ne contînt pas de microbes vivants ; appliquer un pansement capable d'empêcher l'accès d'autres organismes vivants ».

« L'acide phénique répondait à ce double but. Notre expérience de cet agent nous révéla — ce qui, je crois, était un principe nouveau de pharmacologie — que l'énergie de l'action d'une substance sur les tissus humains dépend non seulement de la proportion dans laquelle elle est contenue dans le véhicule adopté pour son emploi, mais aussi de la facilité avec laquelle elle se sépare de ce dissolvant. L'eau dissout difficilement l'acide phénique et ne le retient que très faiblement, le laissant ainsi libre d'agir énergiquement sur d'autres substances pour lesquelles il a une grande affinité, les substances organiques entre autres qui l'absorbent avec avidité et le retiennent énergiquement. La solution aqueuse semble donc tout à fait convenable pour les lotions détergentes à pratiquer pendant l'opération, pour détruire les microbes qui peuvent tomber sur la plaie et pour purifier la peau avoisinante, ainsi que les mains du chirurgien et ses instruments. Pour ce dernier usage, l'acide phénique a cet autre avantage de ne pas attaquer l'acier. La solution aqueuse ne convient pas toutefois pour les pansements extérieurs, parce qu'elle perd rapidement l'acide qu'elle contient et devient irritante. On se sert alors de certaines substances organiques auxquelles peuvent être mêlées de grandes proportions d'acide sous une forme non irritante ».

« Les premiers modes d'application du principe antiseptique furent primitifs et inutilement compliqués. Les années qui se sont écoulées depuis ont vu se produire de grands perfectionnements, aussi bien à l'égard des diverses matières employées que pour leur application. Je ne dirai rien de ces perfectionnements, mais je tiens à exprimer cette conviction que, d'après ma longue expérience, l'acide phénique, en raison de son affinité puissante pour l'épiderme et les matières huileuses qui y sont associées, à cause aussi de son grand pouvoir pénétrant, est encore le meilleur agent dont nous disposions pour purifier la peau autour des plaies ».

« J'arrive maintenant à une simplification plus importante. Pasteur, nous l'avons vu, avait montré que l'air de tout local habité renferme des microbes ; aussi apportai-je longtemps tous mes soins à me garantir de la poussière atmosphérique, ne doutant pas que, puisque toutes les plaies, sauf celles guéries par première intention, subissent la fermentation putride, le sang ne dût être un terrain particulièrement favorable au développement des microbes de la putréfaction. Ce n'est que plus tard que j'appris qu'il n'en était rien. J'avais fait de nombreuses expériences pour confirmer la théorie de Pasteur, non pas pour me rendre compte de sa justesse, mais dans l'espoir de convaincre d'autres personnes. J'avais observé que le lait non contaminé, qui resterait indéfiniment inaltéré s'il était protégé contre la poussière, se chargeait de microbes de différentes sortes après une courte exposition à l'air et que l'adjonction d'une goutte d'eau ordinaire produisait le même effet. Mais quand je voulus faire la même expérience avec du sang recueilli avec toutes les précautions antiseptiques dans un récipient stérilisé, je constatai non sans surprise que ce liquide pouvait rester exempt de microbes, malgré l'accès de l'air ou l'adjonction de l'eau. Je constatai même qu'en prenant du sang putréfié, en le diluant abondamment dans de l'eau stérilisée de manière à diffuser les microbes et à les débarrasser de leurs produits nocifs, l'addition d'une goutte de liquide obtenu laissait le sang pur intact pendant plusieurs jours à la température du corps, bien qu'une trace du même sang putréfié, non dilué, déterminât une putréfaction intense dans les 24 heures. Je signalai ces faits au Congrès médical de Londres en 1881 ; mais, quelque désir que j'eusse de simplifier mes procédés, je n'osai, dans la pratique, laisser de côté l'influence des poussières atmosphériques. Je savais qu'avec les précautions prises jusqu'alors, nos malades avaient toute sécurité ; je n'osai affronter le danger pouvant résulter de leur abandon ».

« Neuf ans plus tard, au Congrès de Berlin de 1890, j'étais à même de donner une démonstration absolue, je crois, du caractère inoffensif des poussières atmosphériques dans les opérations chirurgicales. Cette conclusion a, d'ailleurs, été justifiée par l'expérience subséquente. L'irritation de la plaie par les irrigations antiseptiques et les lavages peut donc être maintenant évitée, la nature étant abandonnée à elle-même pour la réparation des dommages par les meilleures méthodes, tandis que le chirurgien peut diriger ses opérations aussi simplement qu'aux premiers jours, pourvu que, intimement persuadé de l'importance terrible de ces précautions et inspirant la même conviction à tous ses aides, il veille attentivement avec un soin qui devient bientôt instinctif, mais que rien ne saurait suppléer, s'il fait défaut, pourvu qu'il veille, dis-je, à la mise en usage des moyens simples qui suffisent pour écarter de la plaie les formes les plus grossières d'impureté septique ».

« Nos méthodes d'application du principe antiseptique, toutes primitives et rudimentaires qu'elles fussent, produisirent un merveilleux changement dans mes salles de chirurgie du Glascow Royal Infimary. Ces salles, réputées les plus insalubres du royaume, devinrent bientôt, je puis le dire sans exagération, les plus salubres du monde, tandis que d'autres salles, séparées seulement des miennes par la longueur d'un couloir, mais où l'on continuait d'appliquer les anciennes méthodes, restaient insalubres. Ce résultat, j'ai à peine besoin de le dire, n'était pas dû à une habileté exceptionnelle de ma part, mais simplement aux efforts faits pour appliquer strictement les mesures découlant d'un principe que je considérais comme étant d'une importance suprême ».

« Le changement n'était pas moins frappant dans d'autres établissements. Dans le grand Allegeimenes Krankenhaus de Munich, par exemple la gangrène d'hôpital avait pris d'année en année un tel développement, qu'on en était arrivé au pourcentage effrayant de 80 o/o de blessés atteints de cette terrible complication. Il faut rendre cette justice à la mémoire de Nussbaum, alors à la tête de cet établissement, qu'il avait fait tout le possible pour enrayer les progrès du fléau. Les autorités, découragées, songeaient à démolir l'établissement et à le reconstruire, quand Nussbaum eut l'idée d'envoyer son principal collaborateur, Lindpainter, à Édimbourg, où j'occupais alors la chaire de clinique chirurgicale, pour étudier les détails du système antiseptique, que nous pratiquions déjà. Le système fut appliqué dans l'hôpital allemand, et, à partir de ce moment, on n'eut plus à regretter un seul cas de gangrène d'hôpital. La terrible pyémie disparut et l'érysipèle ne tarda pas à disparaître aussi ».

« Les bienfaits du système antiseptique ne se bornaient pas à l'assainissement des salles d'hôpital. Grâce à lui, l'inflammation était supprimée, avec la douleur qui en résulte les souffrances des bléssés étaient considérablement diminuées, la réunion primaire rapide devenait la règle et les convalescences étaient abrégées ; des opérations considérées comme impossibles depuis un temps immémorial pouvaient être pratiquées avec complète sécurité. Je me plais à penser que le nombre augmente sans cesse des praticiens à qui mon langage ne semblera pas exagéré. Il y a sans doute des cas très exceptionnels, où la situation de la partie intéressée ou toute autre circonstance ne permettent pas l'application complète du système antiseptique, mais même dans ces cas, on peut, sinon éviter complètement le danger signalé, au moins l'atténuer considérablement ».

« Je vous demande pardon de vous avoir entre-

tenus aussi longtemps de travaux me concernant ;
je reviens volontiers aux travaux des autres ».

« Les résultats frappants fournis par l'application de la théorie des germes à la chirurgie furent
un stimulant énergique pour l'étude de la nature
des microorganismes, et l'on ne tarda pas à reconnaitre que la putréfaction n'était pas le seul méfait
imputable aux microbes. J'avais moi-même bien
souvent constaté que la gangrène d'hôpital n'était
pas nécessairement accompagnée d'une odeur désa-
gréable ; je fis, plus tard, la même constatation au
cours d'une remarquable épidémie d'érysipèle de
caractère nettement infectieux. J'avais pu voir
aussi survenir la suppuration sans putréfaction,
malgré des pansements soignés, et, comme ces
désordres non putrides avaient la même propriété
que les ferments de se propager d'eux-mêmes,
que, d'ailleurs, ils étaient supprimés par les mêmes
agents antiseptiques employés pour combattre les
microbes de la putréfaction, je ne pouvais douter
qu'ils n'eussent une origine analogue, et j'émis
l'idée qu'il pouvait en être des diverses complications des plaies comme des diverses fermentations,
chacune étant due à un microbe spécial ».

Ces idées ont été confirmées depuis. M. Ogston,
d'Aberdeen, fut l'un des premiers chercheurs
dans cette voie ; il montra que, dans les abcès
aigus, c'est-à-dire ceux qui ont un cours rapide, la
matière, quoique souvent exempte de toute odeur
nauséabonde, contient invariablement des microorganismes appartenant au groupe de ceux auxquels la forme sphérique de leurs éléments a fait
donner le nom de micrococcus et qu'il classa en
streptococcus et staphylococcus, suivant qu'ils

étaient disposés en chaînes ou en grappes irrégulières.

Le pathologiste allemand Fehleisen vint ensuite avec de très beaux travaux, qui montrèrent clairement que l'érysipèle est causé par un streptocoque.

Depuis, une pléiade de savants de différents pays a cultivé la science nouvelle de la bactériologie et, tout en ouvrant de vastes horizons à la biologie, a démontré, dans beaucoup de cas la relation causale qui existe entre certains microorganismes et certaines maladies, non seulement des plaies, mais aussi du système général confirmant ainsi les idées de Pasteur.

L'une des dernières découvertes à cet égard est celle faite par Pfeiffer, de Berlin, du bacille de l'influenza, le plus petit peut-être de tous les microorganismes que l'on ait jamais trouvé. Le bacille du charbon, cause d'une maladie commune parmi le bétail de certaines parties de l'Europe, et souvent communiquée par des laines étrangères, est un géant à côté de celui-ci, et si l'on admet que les microbes de certaines fièvres infectieuses sont aussi petits par rapport au bacille de l'influenza, que celui-ci par rapport au bacille du charbon, supposition qui n'a rien d'inadmissible, il faut renoncer à tout espoir de les voir jamais ; les perfectionnements du microscope, basé sur le principe établi par nos pères de la première partie du siècle, semblent avoir effectivement atteint la limite du possible.

On ne saurait pourtant mettre en doute que des parasites de ce genre sont la cause de toute la grande classe des maladies infectieuses.

Le premier point, pour être à même de guérir une maladie, c'est d'en connaître la cause, et l'on ne saurait trop estimer la valeur pratique des recherches dont nous nous occupons. Parmi les résultats auxquels elles ont conduit, il s'en trouve un qui peut être considéré comme la plus importante découverte qui ait jamais été faite en pathologie, parce qu'elle révèle la véritable nature de la maladie qui atteint et ravage le plus les populations. L'auteur de cette découverte, Robert Koch, s'était distingué en tant que praticien dans une ville obscure d'Allemagne par sa remarquable habileté d'expérimentateur secondée par des connaissances chimiques et optiques profondes : en reconnaissance des services rendus, le gouvernement prussien lui confia un poste officiel de haute importance à Berlin. Là, il continua ses savantes recherches et, au Congrès de Londres, en 1881, il montrait pour la première fois le bacille de la tuberculose. Cette découverte éclaire d'un jour nouveau tout un groupe considérable de maladies dont la parenté était jusque là plutôt soupçonnée que connue. Leur traitement chirurgical acquit une précision et une efficacité impossibles à obtenir jusqu'alors, en même temps que le médecin trouvait un guide sûr pour les diagnostiquer et les prévenir.

À ce même Congrès de Londres, Koch exposait sa méthode de culture des bactéries sur plaque, innovation si importante que je vous demanderai la permission d'en dire quelques mots. Si l'on veut étudier les microbes en dehors du corps vivant, il est essentiel de les conserver à l'abri de tout mélange dans le milieu choisi pour leur culture. On se fait aisément une idée de la difficulté qu'il y avait à isoler un microorganisme particulier, mêlé, comme c'est souvent le cas, à une multitude d'autres formes. Les tentatives faites dans ce but avaient, d'ailleurs, le plus souvent échoué, lorsque Koch imagina un procédé ingénieux qui fit de cette quasi-impossibilité la chose la plus simple du monde.

Dans le bouillon ou tout autre liquide nutritif destiné à la culture des microbes, il dissout, par la chaleur, juste assez de gélatine pour que celle-ci, qui se prendrait en une masse solide au refroidissement, reste fluide à une température incapable de tuer les germes vivants. A cette gélatine ainsi à demi refroidie, on ajoute un liquide contenant le microbe que l'on désire étudier, et le mélange est secoué de manière à disséminer les bactéries et à les séparer les unes des autres. On verse alors une petite partie du liquide de manière à former une couche mince sur une plaque de verre et on laisse refroidir jusqu'à ce que cette couche soit solidifiée. Les divers microbes fixés dans la gélatine, qui les empêche de se mêler, se développent dès lors chacun suivant son mode spécial, et donnent bientôt des taches opaques dans la couche transparente. Chacune de ces taches peut alors être prise et reportée dans un autre récipient, où le microbe qui le compose se développe parfaitement isolé.

Pasteur assistait à la démonstration, il approuva la nouvelle méthode qui, adoptée dans son propre Institut, se répandit bientôt dans tous les laboratoires et facilita considérablement les études bactériologiques : Koch en tira lui-même parti

pour isoler le microbe du choléra aux Indes,
où il était allé étudier cette maladie. En raison
de sa forme spéciale, ce microorganisme fut
appelé par Koch le comma bacillus : en France,
le vibrion du choléra. Sa découverte resta longtemps douteuse ; plusieurs autres bactéries de
même forme avaient été trouvées, produisant des
effets similaires dans les cultures ; mais les bactériologistes sont aujourd'hui d'accord pour recon-
naître que si d'autres conditions sont nécessaires
pour la production d'une attaque de choléra, en
sus de la présence du vibrion, celui-ci est néanmoins le matéries morbi essentiel. C'est, d'ailleurs,
grâce au diagnostic, qui prouve sa présence dans
tous les cas semblables de choléra, que nous
avons pu éloigner de nos côtes dans ces dernières
années plusieurs invasions de ce terrible fléau.
N'eussent-elles fait que cela, la bactériologie et
l'antisepsie seraient dignes de toute notre grati-
tude !

Je reviens maintenant, avec Lister, aux premiers
travaux de Pasteur.

« Une maladie, dite choléra des poules, rava-
geait les basses-cours en France ; on avait constaté
que le sang des volailles mortes de ce mal était
peuplé d'une multitude des bactéries, petites de
forme et de grosseur, ne s'écartant pas beaucoup
de celle du ferment bactérique, dont je parlais
tout à l'heure. Pasteur se rendit compte que,
cultivées dans certaines conditions, en dehors du
corps, ces bactéries perdaient notablement de
leur virulence, de sorte que, inoculées alors à un
animal bien portant, elles ne causaient plus sa
mort, mais une forme adoucie de maladie sans

suite fatale ; cette atténuation subsistait d'ailleurs dans les générations successives cultivées à la façon ordinaire. C'est ainsi que fut découvert le grand phénomène que Pasteur a appelé « l'atténuation des virus » qui expliquait — ce qui jusqu'alors était resté incompréhensible — la différence de virulence de la même maladie dans des épidémies différentes.

Mais Pasteur alla plus loin ; il observa que l'oiseau, ayant subi la forme adoucie du mal, acquérait du même coup l'immunité vis-à-vis du mal dans sa forme plus violente. Pasteur étendit d'ailleurs ses opérations à diverses autres maladies ; il appliqua avec grand succès le principe qu'il avait découvert en étudiant le choléra des poules, à la protection des animaux domestiques contre le charbon. Il donna aux préparations employées pour les inoculations préventives le nom de « vaccin », en l'honneur de notre grand compatriote Edward Jenner ; Pasteur, en effet, avait saisi de suite l'analogie existant entre l'immunité procurée par ses virus atténués et la protection assurée contre le small-pox par la vaccination. Tandis que les pathologistes hésitaient encore, il n'avait eu aucun doute à l'égard de la justesse de l'expression de Jenner : *variolæ vaccinæ*.

Il y a juste cent ans que Jenner faisait sa magnifique expérience d'inoculation du small-pox à un garçon préalablement vacciné.

« Nous sommes, dit Lister, un peuple pratique, peu enclin aux commémorations personnelles ; bien que notre nation ait célébré avec splendeur le jubilé de notre reine bien-aimée, bien que, à l'invitation de Glascow, le monde savant ait souligné d'une façon imposante le jubilé de lord Kelvin, un souverain de la science, nous ne saurions nous étonner outre mesure que le centenaire de l'immortelle découverte de Jenner n'ait pas attiré l'attention générale chez nous, mais on est peiné de penser que, dans le pays même qui a vu naître ce bienfaiteur de l'humanité, cette année soit marquée par un exemple terrible des conséquences inévitables de l'indifférence générale à l'égard de ses prescriptions. Je ne veux pas parler sévèrement des autorités de Glocester. Ce ne sont pas des autorités sanitaires. Elles n'ont pas les connaissances techniques leur permettant de distinguer entre la vraie science et les déclamations d'égarés. Elles firent ce qu'elles jugèrent bon et, quand elles s'aperçurent de leur erreur, ne négligèrent rien pour la réparer. Aujourd'hui cette ville est la mieux vaccinée des domaines de Sa Majesté. Mais si, grâce à des mesures énergiques, l'épidémie a pu être rapidement enrayée, les morts n'ont pas été ressuscités, pas plus que la vue n'a pu être rendue aux yeux aveuglés, ni la beauté aux visages criblés de cicatrices. Puisse cette dure leçon ne pas être perdue pour le pays tout entier !

« M. Crooksbank, dans son intéressante histoire de la vaccine, signale un fait qui montre bien la confiance qu'avaient les médecins de la première partie de ce siècle dans l'efficacité de la vaccine, celui de plusieurs médecins éminents se rencontrant à Édimbourg pour examiner le cas sans précédent (pour eux) d'une personne vaccinée atteinte de small pox. Nous savons aujourd'hui que la forme atténuée du mal modifié par le passage à travers la vache ne confère pas une immunité permanente, mais Jenner ne pouvait le prévoir. La vaccination, du reste, longtemps après qu'elle a cessé d'assurer une immunité parfaite, modifie beaucoup le caractère des désordres et diminue le danger ; au surplus, la revaccination, après un certain nombre d'années, nous donne le moyen de compléter l'œuvre de Jenner. Je n'ignore pas que les commissaires, qui viennent de déposer leur rapport sur ce sujet, tout en reconnaissant la valeur et l'importance de la vaccination, ont été si impressionnés par les difficultés que soulevait une législation la rendant obligatoire, qu'ils n'ont osé proposer cette mesure demandée pourtant par deux des membres de la commission qui ont une autorité spéciale en la matière. Ces craintes paraissent excessives si l'on en juge par ce qui se passe en Allemagne, où la même obligation ne soulève, paraît-il, aucune difficulté sérieuse. Les maîtres d'école vérifient, pour chaque enfant atteignant l'âge de douze ans, si la vaccination a été pratiquée. Sinon, en cas de refus des parents, ceux-ci sont condamnés à une amende d'un mark (1 fr. 25) qui est doublée et quadruplée au besoin, si l'avertissement ne suffit pas. Il est rare, paraît-il, qu'on aille jusque là ».

« Le résultat est que la variole est extrêmement rare dans ce pays ; elle est même tout à fait inconnue dans l'armée allemande, où chaque soldat est revacciné à son entrée dans le service ».

« Quelle que soit la décision à intervenir à cet égard de la part de notre gouvernement, il est un point qui me paraît clair : c'est qu'il est du devoir du gouvernement d'encourager par tous les moyens l'usage du vaccin de génisse, de manière à éviter toute possibilité de communication de maladies humaines à l'enfant ; il lui appartient aussi d'instituer un service d'inspection efficace des instituts de vaccination, de façon à assurer l'observance des précautions antiseptiques et de prévenir toute contamination par des microbes extérieurs. Cela fait, les objections sérieuses perdraient toute base raisonnable. Il conviendrait en même temps de confier à des autorités sanitaires compétentes l'application du règlement sur la vaccination ».

Mais revenons à Pasteur. En 1880, il commence à étudier la rage, cette maladie aussi terrible que mystérieuse, dont le caractère plaide en faveur d'une origine microbienne, bien qu'aucun micro-organisme n'ait pu être découvert. Pasteur démontra ce fait pathologique nouveau, que le virus a son siège essentiel dans le système nerveux ; il montra qu'un peu du cerveau ou de la moelle épinière d'un chien réellement enragé, inoculé d'une façon convenable à un lapin, entraînait infailliblement la mort de celui-ci au bout de quelques jours, tandis que toute expérience analogue avec résultat négatif donnait la certitude que le chien n'était pas enragé.

Il n'est peut-être pas inutile d'ajouter que l'inoculation est absolument indolore grâce à l'emploi des anesthésiques, et que chez les lapins la rage ne prend pas la même forme violente que chez le chien, mais donne lieu à une perte graduelle des forces avec peu ou point de souffrance.

Nous avons vu que Pasteur avait reconnu que,

3*

dans certaines circonstances, les microbes peuvent perdre de leur virulence, il découvrit plus tard que, dans d'autres conditions, cette virulence pouvait, au contraire, être exaltée. Ce fut le cas pour la rage chez les lapins. La moelle épinière des animaux morts de la rage contient le poison avec toute sa virulence, mais si on la laisse suspendue, avec toutes les précautions antiseptiques, dans une atmosphère sèche à une certaine température, elle perd de jour en jour sa virulence, jusqu'à devenir absolument inerte. Or, si l'on pratique sur un animal une injection sous-cutanée d'une émulsion de la moelle ainsi rendue inoffensive, il n'y aura aucun danger à faire, le lendemain, une nouvelle injection, avec une moelle ayant conservé une certaine virulence. Les injections pourront ainsi se succéder de jour en jour avec des émulsions de plus en plus virulentes, l'organisme s'accoutumant graduellement au poison, jusqu'à ce qu'on ait atteint un degré de virulence supérieur à celui de la morsure d'un chien enragé. Parvenu à ce point, l'animal est incapable de prendre la maladie à la manière ordinaire ; bien mieux, si ce traitement a été institué après introduction du poison, il empêchera le mal d'éclater, pourvu qu'il ne se soit pas écoulé un temps trop long. Ce n'est qu'après de longues recherches et après avoir consulté des médecins de son entourage, que Pasteur osa faire application de ces principes à l'homme et aujourd'hui la méthode est en usage dans les diverses parties du monde avec un succès qui ne fait que s'accroître à mesure que les détails pratiques sont perfectionnés. La rage ne se produit pas toujours chez l'homme mordu par un chien réellement enragé, mais le pourcentage de ceux qui étaient atteints, très élevé autrefois, a été réduit à peu près à zéro par ce traitement appliqué sans trop de délai.

L'intensité de la rage chez le lapin est indubitablement due à une forme particulièrement virulente du microbe spécifique, mais nous ne pouvons pas supposer que la diminution graduelle de virulence de la moelle suspendue dans l'air sec soit un exemple d'atténuation de virus, ce mot étant pris comme synonyme de microbe.

En d'autres termes, nous n'avons aucune raison de croire que le microbe spécifique de l'hydrophobie continue à se développer dans la moelle morte et produise des sujets de plus en plus atténués, puisque la rage ne peut être cultivée dans le système nerveux d'un animal mort. Nous devons plutôt penser qu'il y a là quelque poison dont la toxicité s'affaiblit peu à peu avec le temps, et ceci m'amène à une autre branche des plus importantes de ce vaste sujet de bactériologie, celle des poisons et des contrepoisons sécrétés par les microbes.

Au point où nous sommes arrivé de notre étude, nous ne pouvons que nous contenter de cette sorte d'esquisse sommaire de l'orientation de la médecine générale vers l'immunisation pasteurienne (Pasteur avec la rage, Roux et Behring avec la diphtérie), la chirurgie nous apparaissant comme de plus en plus pathogénétique et justiciable des mêmes moyens scientifiques (sérothérapie, antitoxines) que la médecine.

Nous reviendrons avec tous les détails désira-

bles à l'immunisation expérimentale et aux données que nous possédons déjà en chirurgie,
l'immunisation étant ou pouvant être prophylactique et curative, ce que nous venons de voir pour
la médecine.

Dès maintenant il nous est possible d'entrevoir
quel travail colossal s'est accompli et est en voie
de se parfaire dans l'hygiène comme dans le traitement des infections médico-chirurgicales.

Si nous nous reportons au seul domaine de la
chirurgie dont les données, en devenant scientifiques, se rapprochent de plus en plus de celles
de la médecine pure, avec lesquelles elles se
confondent d'ailleurs en dernière analyse, nous
voyons qu'avec l'antisepsie interne du milieu
sanguin, nous sommes loin, actuellement, de
l'antisepsie externe, tâtonnante et primitive de
Lister ! de cette antisepsie uniforme et systématique à l'acide phénique dont la vulgarisation, si
laborieuse dans notre pays, est due à Lucas-
Championnière !

Que nous sommes loin des pansements préco-
nisés par Lister, qui voulait, au début de l'antisepsie, réaliser avant tout une antisepsie énergique
au niveau de la ligne de réunion des plaies opératoires ?

« Le pansement suranné, dit de Lister, consistait à appliquer directement sur les sutures une
bande protectrice destinée à empêcher l'irritation
par l'acide phénique, contenu dans les pièces de
pansement ; par dessus se plaçaient des couches
superposées de gaze phéniquée, spécialement
préparée, en ayant soin d'interposer entre les deux
derniers feuillets un morceau de mackintosh, des-

tiné à protéger la plaie contre l'action de l'air. Le tout était maintenu autour de la partie opérée à l'aide de bandes et, s'il le fallait, par une compression à l'aide d'ouate, à laquelle les tours de bandes étaient superposés. »

Inutile d'insister plus longuement sur la révolution opérée par ce pansement ; tout le monde l'a appliqué dans toute sa rigueur et tout le monde aussi en a obtenu les résultats remarquables annoncés par son auteur.

Cependant on ne fut pas longtemps sans remarquer de multiples inconvénients dans son emploi, comme aussi dans celui de l'acide phénique utilisé pour l'asepsie préalable.

Le pansement, rendu forcément humide par les sécrétions des plaies, puisque le drainage faisait partie du traitement, se laissait traverser plus ou moins à la périphérie et pouvait devenir un foyer de culture pour les microbes du dehors, qu'on avait tant de peine à éviter ; l'action de l'acide phénique sur les téguments donnait souvent lieu à des érythèmes, même à des éruptions pustuleuses que tous ont observées ; il fallait changer le pansement assez fréquemment, ce ne pouvait être un pansement durable, enfin il se produisait quelquefois, sous l'influence de toutes ces conditions, des infections secondaires avec suppuration consécutive et tous les accidents qui en dépendent.

Peu à peu la manière de faire de Lister, qui marquait cependant un si réel progrès au point de vue chirurgical, fut modifiée, puis abandonnée, remaniée dans tous ses détails, pour arriver à celle actuellement en usage, qui n'est déjà plus l'antisepsie exclusive et systématique d'hier et n'est pas encore, par suite d'une prophylaxie insuffisante, l'asepsie idéale et systématique de demain.

Si l'on examine au point de vue historique et critique, l'état actuel et les aspirations sérothérapiques de l'antisepsie chirurgicale, il est facile de voir de quelles erreurs inévitables s'est dépouillée la doctrine primitive et de quelles superfluités s'est dégagée la méthode de Lister. Nous allons voir, dans le chapitre suivant, de quelle façon l'illustre champion de l'antisepsie entend mettre sa doctrine et sa méthode, en conformité avec les exigences les plus nouvelles de la science microbiologique.

Etat actuel et aspirations théoriques de la
chirurgie antiseptique. — Antisepsie et
asepsie. — Etude historique et critique.

La méthode Listérienne utilise comme agents
de désinfection et de protection contre l'infection,
les substances chimiques dites antiseptiques.

Ces substances doivent jouir de la propriété, à
un état de concentration plus ou moins intense,
de tuer les microorganismes, avec lesquels elles
entrent en contact intime.

Mais nous savons que les microbes pathogènes
sont en grand nombre et leur étude approfondie
nous a appris leurs mœurs, leurs transformations
de forme et de virulence, leur état sporulé, sous
lequel ils sont moins vulnérables.

Si vaste a été en peu de temps l'extension de
nos connaissances bactériologiques que « tel
microbe, par exemple, celui du choléra, a été
isolé par Koch avec une précision mathéma-
tique parmi la multitude des formes bacteriennes
qui peuplent la cavité intestinale, cultivé et
étudié avec autant de caractères définis, que si
c'était une plante quelconque » (Lister).

En même temps que nous apprenons tant de choses sur la nature et les habitudes des microorganismes, il est naturel de nous demander quels sont les progrès faits à ce point de vue dans l'art de guérir et quel est le bilan exact de nos connaissances en antisepsie.

De combien d'antiseptiques chimiques disposons-nous à cette heure ? Quels sont *les plus réputés, quels sont les meilleurs ? Quelle action exercent-ils vis-à-vis des germes ? Tel antiseptique, qui tue tel germe défini, tuera-t-il ses innombrables voisins tout aussi nocifs que lui ? Détruira-t-il les spores, les formes intermédiaires ?

Autrement dit y a-t-il des antiseptiques aptes à la destruction de telle famille microbienne plutôt qu'à celle de telle autre ? Enfin, pour un microbe donné, y a-t-il des antiseptiques spécifiques ?

Cette question de spécificité thérapeutique, qui, en médecine, est vieille comme la médecine elle-même et qui surgit dès qu'on approfondit tant soit peu le domaine de l'antisepsie n'est dans notre chirurgie empirique, quoique nouvelle et née de la science d'hier, rien moins que résolue, et c'est à peine si nous possédons à ce sujet quelques données sérieuses.

Il semble ressortir des recherches bactériologiques et cliniques que, par exemple, le streptocoque de la septicémie, de l'érysipèle, est surtout influencé par le bichlorure de mercure, tandis que le vibrion septique de Pasteur a comme antiseptique électif l'acide phénique, la bactérie septique de l'urine, le nitrate d'argent (Hallé) ; le gonocoque de Neisser, le permanganate de potasse, la bactérie du pus bleu, l'acétate d'alumine, le bacille de Koch, l'iodoforme, le chlorure d'or (Koch), etc...

On constate encore que le staphylocoque pyogène doré, l'un des principaux agents de l'infection chirurgicale, comme le streptocoque (Fehleisen), est plutôt influencé par divers antiseptiques que par un seul. Nous savons que, pour détruire ce staphylocoque, il faut un séjour de deux minutes dans une solution de bichlorure de mercure à 1 pour 1000, de 9 minutes dans une solution de bi-iodure de mercure à 1 pour 1000, etc. (Tarnier et Vignal).

Du sublimé et de l'acide phénique, quel est le meilleur antiseptique, vis-à-vis du staphylocoque pyogène ?

A l'encontre de la plupart des expérimentateurs, Mertens et Senger ont trouvé que le phénol à 5 o/o et même à 3 o/o tue le staphylocoque pyogène doré beaucoup plus rapidement que le sublimé.

Les antiseptiques les plus pratiques seraient d'accord en ceci avec la clinique, l'acide phénique (Lister 1896), le sublimé (Lister, Congrès de Berlin 1890), le sulfate de cuivre, le bi-iodure de mercure.

L'iode à 1 pour 10.000 et l'acide phénique du thym ou thymol, premier né de la série aromatique, détruisent le microbe.

Si on ajoute au bouillon de culture de la pyoctanine dans la proportion de 1/5000, le microbe périt en une demi-heure (Liebreich-Oskor).

On a mis en doute la valeur antistaphylococcique et antiseptique générale de l'iodoforme, auquel on prêtait même la propriété d'aider au développement des germes. Qu'en faut-il penser ?

On s'était habitué au nom de la clinique à voir dans l'iodoforme un nouvel acide phénique, une panacée supérieure, une vraie panacée antiseptique. Générale fut la surprise, quand Heyn et Rovsing vinrent, en 1887, attaquer l'iodoforme comme on avait fait pour l'acide phénique de Lister, en lui déniant au nom de l'expérimentation la moindre puissance antiseptique (Heyn, Rovsing, Martens, Kunz). La question vient d'être tirée au clair *in vitro* et *in vivo* (Stchegoleff, Lomry).

In vitro : A en croire Stchegoleff, le staphylocoque pyogène doré se développe dans un milieu iodoformé, mais l'inoculation des germes ne laisse pas d'être presque inoffensive, après qu'ils ont été soumis à l'iodoforme. Inerte vis à-vis du germe, il ne l'est pas vis-à-vis de ses produits, qu'il neutralise et dont il amoindrit l'action pathogène. Ainsi nous nous expliquons qu'il entrave la suppuration et arrête l'infection, sans nuire au microbe.

Au résumé, le pouvoir de l'iodoforme n'est pas celui d'une substance microbicide, mais d'une substance antiseptique.

In vivo : D'après Lomry, qui a fait en Allemagne nombre d'expériences, lorsqu'on infecte avec des staphylocoques ou des streptocoques des plaies faites à des chiens ou à des lapins, celles que l'on panse avec de l'iodoforme guérissent plus vite que celles que l'on abandonne à elles-mêmes pour servir de témoins. Il est donc certain que l'iodoforme a une action favorable sur l'évolution des plaies (Lomry, Neisser). Sous son influence une plaie prend meilleur aspect, les leucocytes y sont

au moins aussi nombreux et mieux conservés ; les
sécrétions sont moins abondantes et la cicatrisation est plus rapide.

Si d'autres expérimentateurs sont arrivés dans
leurs recherches sur l'action antiseptique de l'iodoforme à des conclusions négatives, c'est parce
qu'ils ont employé des moyens de culture dans
lesquels cette substance est insoluble, car si, au
lieu de milieux artificiels, on se sert de milieux
naturels, on constate d'une façon indubitable
l'efficacité de l'iodoforme, qui affaiblit l'action du
staphylocoque et du streptocoque.

Ce produit neutralise ou détruit les toxines
microbiennes, mais seulement d'une façon incom-
plète, il n'arrête ni les mouvements amœboïdes,
ni l'action phagocytaire des globules blancs et il
exagère plutôt leurs mouvements, ce qui, pour
les antiseptiques, est une condition favorable.

Maintenant que l'agent infectieux, pyogène ou
non (streptocoque, staphylocoque, bactérium coli
commune, vibrion septique, bacille de Nicolaïer,
de Koch, de Klebs-Lœffler, pneumocoque, etc...)
est positivement isolé et figuré, c'est-à-dire connu,
c'est à des expériences et à des contre-expériences
semblables in vitro et in vivo, que la science
microbiologique s'évertue de demander quels sont
les antiseptiques les plus meurtriers pour ce germe,
les antiseptiques électifs, spécifiques, abstraction
faite ou non de la clinique humaine.

Il existe d'ores et déjà pas mal de faits utiles à
retenir et ces études, très intéressantes, méritent
d'être assidûment poursuivies, toutefois aucun de
ces faits n'est établi d'une façon assez solide pour
que la clinique, un peu moins jalouse de ses droits

traditionnels, cède de sitôt le pas au laboratoire et pour que l'électivité microbienne d'un antiseptique puisse déjà entrer pratiquement en ligne de compte !

A quoi bon pourtant s'obstiner à rechercher une telle électivité thérapeutique, puisque, le plus souvent, en clinique, c'est à des associations microbiennes et septiques, plutôt qu'à des unités qu'est due l'infection à éviter ou à combattre (tuberculose, diphtérie, etc... et autres infections associées).

Les antiseptiques, qui réussissent le mieux en pratique, ne sont-ils pas ceux dont l'action complexe embrasse les associations microbiennes plus ou moins contingentes avec les unités spécifiques fixes à savoir : l'acide phénique, le sublimé, le sel alembroth, le cyanure de zinc et de mercure, l'oxycyanure de mercure.

L'acide phénique, sous l'impulsion merveilleuse de Lister, a été, avec l'antisepsie naissante, une vraie panacée antiputride.

Le sublimé ou bichlorure de mercure, qui a pris le pas sur le phénol, était, il y a longtemps, employé, comme antiputride général, à la désinfection des cadavres (Chaussier). Nous avons constaté, depuis, qu'il tue effectivement les germes généraux de l'infection à des doses infinitésimales (1/20.000)(Billroth, Haberkorn, Kühn) et qu'il est, avec l'acide phénique, tantôt vanté, tantôt « chargé de tous les crimes d'Israël », la substance polyantiseptique la plus en faveur.

Le cyanure double de zinc et de mercure, dissous dans le sang de bœuf défibriné, dans la proportion de 1 pour 1200, empêcherait tout développement de microbes. « Ce serait, disait Lister au Congrès de Berlin (1890), l'ingrédient le plus important au point de vue antiseptique ».

L'oxycyanure de mercure (Chibret, de Clermont-Ferrand) à 5 o/oo serait aussi antiseptique et polyantiseptique que le sublimé, sinon plus, non seulement vis-à-vis des streptocoques et des staphylocoques asporogènes et dépourvus de résistance, mais encore vis-à-vis des poussières polyseptiques d'hôpital : bacille pyocyanique, streptocoque, bactérium coli et surtout un bacille ressemblant à la bactéridie charbonneuse, pourvu de spores et résistant à 100° (Tarnier et Vignal, Monod et Macaigne).

Un autre antiseptique, à électivité polymicrobienne, mais jusqu'ici expérimental, est le permanganate de chaux, qui agit sur les microbes les plus variés (bacille coli commun, bacille virgule de Koch, bacille d'Eberth, streptocoque de l'érysipèle, staphylocoque pyogène doré, bacille du charbon, micrococcus prodigiosus, levure de bière, spores du penicillium glaucum).

De tous ces germes, sur lesquels le permanganate de chaux exerce son action destructive sans être pourtant ni toxique ni irritant, comme cela arrive avec l'acide phénique, le sublimé, l'oxycyanure de mercure, etc..., le coli communis serait le plus sensible ; 10 centigrammes de permanganate de chaux ont suffi pour stériliser un litre de bouillon de culture.

L'action du permanganate sur le bacille coli commun, dit Bordas, est très rapide, il suffit en effet d'une demi-minute pour obtenir la stérilisation d'un litre de bouillon de culture, qui contenait au préalable environ 80.000 colonies par centimètre cube.

Puis, par ordre décroissant de sensibilité, nous plaçons le pyogène doré, le streptocoque de l'érysipèle, le bacille d'Eberth, le bacille du charbon, le bacille virgule de Koch, la levure de bière, le micrococcus prodigiosus et les spores du penicillium glaucum Pour ces derniers, il a suffi également de la même quantité de permanganate de chaux par litre, c'est-à-dire 10 milligrammes pour obtenir la stérilisation, mais il a fallu en outre cinq minutes de contact.

On arrive à obtenir la même action destructive sur le micrococcus prodigiosus et les spores du penicillium glaucum en augmentant la dose de permanganate par litre, on constate alors la destruction absolue et immédiate de ces germes.

Les ballons contenant les cultures des microorganismes précités, ont été conservés pendant plusieurs semaines au contact du permanganate de chaux et sont tous demeurés stériles.

Dans les essais comparatifs, que nous avons faits avec différents antiseptiques et plus spécialement avec le permanganate de potasse, nous avons été amené à conclure que le permanganate de chaux est cent fois plus actif que le permanganate de potasse.

Ceci se comprend aisément, étant donné la propriété que possède le permanganate de chaux, de se décomposer à froid au contact des matières organiques en oxygène, oxyde de manganèse et chaux et en raison de laquelle Bordas a été conduit à en préconiser l'emploi pour la purification des eaux d'alimentation.

Le pouvoir oxydant du permanganate est en effet considérable et son action sur les microorganismes est si puissante qu'il l'emporte de beaucoup sur le sublimé ou bichlorure de mercure et qu'il a, en outre, au point de vue des applications médicales l'avantage de n'être ni toxique ni caustique.

Alors que le sublimé est dépourvu de toute action microbicide au-delà de 1 pour 20.000, le permanganate calcique agit à des doses infinitésimales ; cette qualité fait qu'il répond au desideratum qu'exprimait Lister au Congrès de Berlin (1890), en vue de la réunion systématique des plaies « par première intention ». Tel serait encore le cas des sels d'argent, iodure d'argent (Miquel de Montsouris), citrate d'argent (Credé), par exemple, dont le pouvoir antiseptique serait manifeste, en dilution à 1/80.000. Les travaux récents de Credé en Allemagne tendent à le démontrer, non pas seulement en théorie (Miquel), mais encore dans la pratique clinique.

Pour valoir quelque chose, les antiseptiques que le laboratoire préconise, doivent répondre aux desiderata de la clinique, c'est là leur pierre de touche et l'on conçoit aisément combien alors est complexe le problème à résoudre !

Il en est des antiseptiques « fameux » comme de ces mots du poète qui disparaissent du langage et reparaissent :

« *Malta renascentur quæ jam cecidere, cadentque*
« *Quæ nunc sunt in honore vocabula, si volet usus,*
« *Quem penes arbitrium est et jus et norma loquendi* ».

C'est au coin du temps et des épreuves répétées

de la clinique que se juge infailliblement la valeur réelle des antiseptiques.

C'est dire que l'aveugle empirisme, surtout avec une pathogénie de plus en plus positive et précise, ne sera pas de sitôt banqueroute dans le traitement des plaies, entre les mains de la science clairvoyante.

L'acide phénique, le sublimé, dont les preuves cliniques ne sont plus à faire, sont encore et toujours, en dépit des antiseptiques nouveaux et des opinions parfois flottantes en matière d'antisepsie, les meilleurs agents chimiques qui soient à notre portée.

Sans doute, pour si classiques qu'ils soient, ils sont caustiques et même toxiques. A nous de les manier avec prudence, c'est-à-dire sciemment.

« Du moment, dit avec juste raison Schwartz, que le chirurgien prescrit un antiseptique puissant, efficace, qu'il sait manier et qui ne lui donne que des satisfactions à tous égards, pourquoi donc en changer et recommencer sans cesse un nouvel apprentissage, surtout aux dépens de la sécurité de nos blessés et de nos opérés ? »

C'est ce qui fait qu'en dépit de l'expérimentation, qui aime le progrès, le nouveau par principe et nous incite à perpétuellement changer, l'acide phénique, le sublimé et l'iodoforme ne seront pas abandonnés de sitôt et que le chirurgien les maniera longtemps encore, malgré les quelques inconvénients qu'ils puissent présenter.

« Il les maniera sans danger, s'il en fait un emploi judicieux, se rappellant que, dans l'antisepsie, l'antiseptique, si idéal qu'il soit, n'est pas tout, et qu'il y a un facteur bien plus important :

c'est l'ensemble des règles qu'elle impose à son adepte. Ainsi il parviendra à une véritable perfection avec des moyens antiseptiques relatifs et imparfaits, grâce au parfait maniement de ces moyens, qu'il utilisera conformément aux exigences délicates et minutieuses de la doctrine Listérienne.

D'une manière générale, il n'est que trop vrai de dire avec Schimmelbusch, que la prétendue toute puissance des antiseptiques chimiques ou listériens a été estimée trop haut (1892).

Combien il faut en rabattre dans la pratique chirurgicale des prétentions de la théorie !

La durée du contact dans un laboratoire est toute différente de celle exigée dans les tissus où les bactéries sont défendues par des substances grasses contre l'action de l'antiseptique, et se dérobent en outre à cette action en s'infiltrant profondément dans les parois malades.

On ne saurait conclure exactement de l'expérimentation à la clinique.

1) Il suffit de savoir, au point de vue pratique, que le sublimé est le plus puissant de tous les antiseptiques, cliniquement et expérimentalement, et le plus employé aujourd'hui, malgré la déperdition au point de vue antiseptique qu'il éprouve en passant du terrain expérimental au terrain clinique (1 pour 500 à 1 pour 13.300) et à laquelle Laplace, de l'Institut Koch, nous a appris à obvier, par l'addition d'une dose déterminée, soit d'acide tartrique, soit d'acide chlorhydrique, toutefois qu'il agit mal sur les plaies saignantes ou sur les plaies putrides et a l'inconvénient en chirurgie de noircir, d'altérer les instruments métalliques, inconvénient pour

lequel Monod et Macaigne ont proposé de lui substituer l'oxycyanure de mercure, son congénère, qui, en solution à 5 c/oo, n'altère pas plus le métal qu'il n'attaque les téguments du chirurgien.

2) Que l'acide phénique, à moins de recourir à l'oxycyanure, convient mieux aux instruments et aux plaies putrides, de concert, pour ces dernières, avec le chlorure de zinc et l'acétate d'alumine.

3) Que l'iodoforme, le salol, types de topiques antiseptiques pulvérulents, ont une indication nette dans le traitement des plaies cavitaires, spécialement l'iodoforme, dans les lésions tuberculeuses locales.

4) Que pour les muqueuses : vagin, bouche, etc., et pour les plaies banales, on préfère l'anodin et banal acide borique, à 4 o/o.

Quels que soient les résultats obtenus expérimentalement avec les antiseptiques chimiques, l'usage, en quelque sorte classique, de l'acide phénique (en solutions dites de Lister, forte au 1 : 20, faible au 1 : 40), du sublimé corrosif ou bichlorure (en solutions dites de Lister, forte au 1 : 500, faible au 1 : 4.000), de l'iodoforme (pulvérulent ou incorporé à des titres plus ou moins élevés à des corps divers stérilisés tels que la gaze, le coton hydrophile, l'étoupe, etc ..) sera toujours couronné des succès les plus satisfaisants et les plus constants dans le traitement général des plaies, qu'il y ait ou non infection générale de l'économie en même temps qu'infection microbienne localisée à la plaie.

Si l'asepsie, grâce à son efficacité au point de

vue prophylactique, à la virginité absolue du contact qu'elle confère aussi bien en chirurgie qu'en obstétrique, devient tous les jours la règle dont on ne peut se départir dans le traitement des plaies opératoires ou autres, l'antisepsie empirique de Lister à l'acide phénique, au bichlorure de mercure, etc... reste toujours indiquée comme par le passé contre l'infection chirurgicale, toutes les fois que l'on se trouve en présence de lésions uni ou polymicrobiennes, uni ou polyseptiques ; elle est toujours obligatoire dans la pratique, mais seulement en vue de la désinfection des plaies. L'élément antiseptique de nature chimique n'est plus à cette heure, la prophylaxie aidant, qu'un pis-aller entre nos mains, un simple moyen d'action « imparfait », « relatif », dont nous nous servons à défaut d'autre, contre l'élément septique, le germe protéiforme, que, pour un cas donné, il appartient à l'enquête étiologique de préalablement spécifier, non pas seulement dans sa nature (détermination de l'espèce et des variétés) mais encore et surtout dans son degré de virulence expérimentale sur l'animal (détermination d'un virus atténué ou exalté). La désinfection par les antiseptiques chimiques, qui doit être appropriée aussi spécifiquement que possible au microbe, demande en outre à être proportionnée au pouvoir de ce microbe, indifférent s'il est saprophyte, atténué ou exalté s'il est pathogène.

La plaie est-elle fortement infectée, sans détermination microbienne préalable, ce qui arrive tous les jours dans la pratique, nous nous contentons, faute de mieux, d'une forte mais empirique désinfection à l'acide phénique, au sublimé, au cyanure de zinc et de mercure, à l'oxycyanure de mercure, etc., tout en apportant au maniement de l'agent antiseptique toute la science, c'est-à-dire toute la prudence désirable.

La plaie est-elle faiblement infectée, nous avons recours à une désinfection faible.

En réalité, la désinfection de la plaie par l'antiseptique, qui devrait être subordonnée, en théorie, à une enquête bactériologique préalable, la précède le plus souvent dans la pratique, et ce dans le but d'empêcher que le mal septique, foyer local et transmissible de contagion, ne s'aggrave et ne se généralise.

Qu'importe la cause, si, avec l'acide phénique listérien, le sublimé, etc , on peut lutter énergiquement, si le mal est conjuré d'emblée ! Qu'importe le comment et le pourquoi, si le foyer de l'incendie est sûrement étouffé ? Vieux comme le monde, l'empirisme, en dépit de son action aveugle, n'est-il pas le triomphe de la thérapeutique traditionnelle et sa gloire ?

La mise en pratique d'une hygiène antiseptique scientifique, rétrécissant de jour en jour le domaine de la chirurgie antiseptique, qui est restée obligatoire dans le traitement des plaies septiques, a eu pour résultat d'élargir le champ d'application de l'asepsie systématique.

L'asepsie exclusive prime l'antisepsie surannée, et c'est là l'idéal vers lequel sont tournées les plus intimes aspirations des chirurgiens du monde entier !

N'est-il pas évident que le péril septique étant annihilé par la prophylaxie, l'antisepsie est un non-sens théorique et pratique ?

Ne peut-on pas conclure que si l'antisepsie chimique de la plaie tire ses indications absolues, nettes et précises de la présence des germes et surtout de leur virulence, leur absence ou leur innocuité expérimentalement éprouvée, la rendent inutile ?

Le temps n'est plus où, par peur de complications septiques, le plus souvent terribles, et dans l'ignorance où l'on était du processus de l'infection microbienne, l'antisepsie Listérienne, dans le traitement des plaies exposées, était prudemment systématique, en l'absence des germes comme en leur présence.

Du moment où, en l'état nouveau et scientifiquement précis de nos connaissances, la plaie opératoire en tissu sain, créée par le tranchant du bistouri, peut être tenue, du fait de la prophylaxie, pour un milieu aseptique, il semble que l'antisepsie, naguère encore préventive, soit superflue, et que le lavage antiseptique puisse et doive même être négligé.

Si l'on est bien sûr de la valeur des précautions antiseptiques préalables, à quoi bon se munir contre un danger septique imaginaire d'armes antiseptiques qui ne sont pas non plus sans danger ?

« Je dois avouer, dit Lister même, que pendant longtemps j'ai douté que le lavage ou l'arrosage soient réellement nécessaires. Ces doutes ont été levés en partie par des expériences qui m'avaient démontré que le sang normal, la sérosité normale et même le pus n'étaient nullement des terrains favorables au développement des microbes, sous la forme dans laquelle ils sont présents dans l'air, et en partie en réfléchissant à l'expérience que nous acquîmes en nous servant de la vaporisation phéniquée ».

« Si, en plus de la vaporisation, nous renonçons à toute irrigation de la plaie, notre vigilance doit en être redoublée. Je crois qu'avec des aides dûment convaincus de l'importance de leurs devoirs, la tâche ne serait aucunement difficile, toutefois je ne me suis pas encore aventuré à en faire l'expérience sur une large échelle. C'est une chose sérieuse, que d'expérimenter sur la vie de ses concitoyens ! Mais je crois que le temps est arrivé où elle pourra être essayée ». (Lister, Congrès de Berlin, 1890).

« Si, dit-il encore, les poussières qui flottent dans l'atmosphère peuvent être négligées dans notre travail chirurgical, nous pouvons nous dispenser du lavage et de l'irrigation antiseptiques. Il faut pour cela que nous puissions toujours nous fier à nous-mêmes et à nos aides, afin d'éviter l'introduction dans la plaie de souillure septique, provenant de toute autre source que de celle de l'atmosphère », la contagion se faisant surtout par voie directe, presque toujours par contact.

Ainsi, de l'aveu de Lister, il est oiseux de porter l'action antiseptique du spray et des solutions sur les plaies, que l'art chirurgical crée en tissu normal, et avec les précautions antiseptiques. Cela n'empêche que les plaies en chirurgie, si rigoureuse qu'ait été l'asepsie préalable, n'en continuent pas moins à être prudemment et le plus volontiers soignées comme par le passé avec les antiseptiques chimiques, mais en utilisant ces derniers à des doses infinitésimales, l'antisepsie ultérieure pouvant d'autant plus se rapprocher de zéro, que l'asepsie prophylactique a été poussée plus loin.

L'antiseptique, tel est l'agent modificateur des plaies qui, pour aseptiques qu'elles soient, ne laissent de répondre à l'irritation que provoque l'agent chimique par un afflux gênant de sérosité, tel est aussi l'ennemi des plaies, ennemi d'un autre genre que le germe qui, pour être utile et tenu pour tel, n'en est pas moins, le cas échéant, nuisible ou susceptible de l'être. D'un excès on tombe dans l'autre : à la place que naguère on savait plus ou moins vouée à l'irritation septique du pus et à l'infection, on a contracté aujourd'hui l'habitude rationnelle, mais combien souvent irraisonnée ! de provoquer systématiquement une irritation chimique, dite antiseptique, susceptible plus ou moins d'intoxication, laquelle substitue au pus vénéneux une sérosité aseptique. Si on se place au point de vue de la rapidité normale du processus cicatriciel, auquel elle met obstacle, la production abondante de sérosité simple est aussi gênante dans les plaies que le pus. Comme lui, on peut et on doit l'éviter. L'expérience que donne dans le traitement des plaies le maniement des divers antiseptiques chimiques permet d'obvier presque absolument à l'irritation variable vis-à-vis de la plaie et à la toxicité variable vis-à-vis de la santé générale, inconvénients qui leur sont inhérents. Cette épuration désirable des substances chimiques respecte toutefois, dans la mesure nécessaire, leur puissance germicide ; ainsi, la valeur antiseptique du sublimé est encore nettement effective dans la pratique avec les solutions diluées au

1 : 10.000, au 1 : 15.000, au 1 : 20.000. Les dilutions plus étendues de permanganate de chaux (Bordas), de citrate d'argent (Credé), ne seraient pas moins encore antiseptiques que le sublimé classique.

Il est d'autant plus possible de verser dans la pratique de l'antisepsie infinitésimale vis-à-vis de la plaie, que l'amicrobie de celle-ci n'est nullement indispensable, l'asepsie pratique en vertu de laquelle « les germes sont comme s'il n'étaient pas » étant suffisante (Otto Lanz et Arthur Flach). D'autre part, le ·· ·· ·· rmal, la sérosité et même le pus ne sont nu· ·· ·at des terrains favorables au développement des germes, comme on l'avait primitivement pensé (Lister), sans doute à cause des antiseptiques qui sont naturellement en dissolution dans le sérum sanguin, du chlorure de sodium (3 à 5 pour 1000) et du carbonate de soude (1 à 2 pour 1000) (expériences de Schimmelbusch sur le pouvoir antiseptique des alcalins) et surtout parce que les humeurs, au contact de l'infection localisée, acquièrent une immunité qui est quelquefois naturelle. Il en est de même pour les tissus qui, en vue de l'asepsie et de la protection de l'économie, mettent en jeu leur fonction microbicide. Ces raisons diverses nous expliquent qu'on puisse réduire au minimum dans son application directe aux plaies, l'irritante et toxique antisepsie chimique, cause de tant de méfaits locaux et de désordres généraux.

N'est-ce pas d'ailleurs un fait reconnu, que les opérations pratiquées, par exemple, sur la cavité buccale, dans des conditions d'antisepsie insuffisantes ou nulles, ne s'accompagnent pas d'ordinaire de complications infectieuses graves ou sérieuses ?

Après certaines opérations sur la cavité buccale, une avulsion dentaire par exemple, les parties molles traumatisées présentent souvent l'aspect d'une plaie de mauvaise nature, des lambeaux de gencives restent détachés, des fragments osseux, débris des fractures alvéolaires, baignent dans la salive. En un mot, on se trouve en présence d'une véritable fracture compliquée et ouverte, et si l'on songe aux germes innombrables que renferme la bouche, on a peine à comprendre comment cette plaie ainsi exposée à la contagion des germes septiques qui foisonnent dans la salive, n'est pas d'ordinaire le siège de graves, ou tout au moins de sérieuses infections locales et surtout ne devient pas plus souvent la porte d'entrée d'une infection générale de l'économie. Aussi s'est-on demandé si, comme le pensait déjà Jean-Louis Petit, « la salive n'est pas un détersif naturel, qui cicatrise bien les plaies ». En ce qui concerne les plaies et la cavité bucco-pharyngienne, et il serait intéressant d'étudier également à ce point de vue les autres cavités naturelles et l'influence exercée sur les plaies par leurs liquides glandulaires, le Dr Hugenschmidt (de Paris) s'est attaché (Annales de l'Institut Pasteur, Octobre 1896) à expliquer quelques-unes des causes de l'immunité relative que présente contre l'infection la cavité bucco-pharyngienne. Il a montré le rôle joué par l'anti-sepsie naturelle, la phagocytose, que nous étudierons plus loin à un point de vue plus général et avec tous les détails désirables, et par les proprié-tés chimiotactiques des liquides buccaux.

Lorsqu'on a voulu s'expliquer cette remarquable immunité, grâce à laquelle le chirurgien peut, à notre sens, singulièrement réduire l'antisepsie chimique d'une plaie buccale et des plaies en général et pencher vers l'asepsie, on a été porté à la faveur des idées, alors régnantes dans nombre de laboratoires bactériologiques, à invoquer le pouvoir bactéricide ou atténuant de la salive (Sanarelli).

Pour vérifier ce pouvoir bactéricide, Hugenschmidt a entrepris dans le laboratoire de Metchnikoff, dont nous passerons plus loin en revue les intéressants travaux sur la phagocytose, une série d'expériences d'où il semble résulter que l'action bactéricide de la salive, en tant que liquide humoral naturel, n'a jamais pu être constatée d'une façon bien évidente sur aucun des microbes employés (action nulle sur la sarcine, le streptocoque, le vibrion cholérique, action légère sur la torula et le staphylocoque doré).

Mais si la salive n'a pas, au point de vue de ses propriétés bactéricides naturelles, l'importance qu'ont voulu lui attribuer certains auteurs, son rôle dans la protection de la bouche est cependant considérable, car par son action mécanique, elle dilue des bactéries, les agglutine et les entraine de la cavité pharyngienne dans l'estomac, où elles subissent l'action destructive du suc gastrique.

Dans toutes les maladies où cette sécrétion salivaire diminue, chez les cachectiques, dans les états infectieux ataxiques et adynamiques, la bouche devient sèche, les lèvres fuligineuses, et la cavité bucco-pharyngée, si bien protégée d'ordinaire, devient la porte d'entrée la plus importante peut-être pour les infections secondaires.

Quant au sulfocyanure de potassium de la salive, son action, comme antiseptique salivaire est, dit Hugenschmidt, des plus contestables, pour ne pas dire nulle.

Si les propriétés bactéricides de la salive, à l'état naturel, restent très problématiques, il n'en est pas de même du rôle joué par la fonction phagocytaire dans la protection de l'organisme en général et de la cavité buccale en particulier.

On sait que les divers espèces de leucocytes contractiles et phagocytaires, les leucocytes polynucléaires surtout, se rencontrent en grand nombre dans le derme sous-jacent aux muqueuses de revêtement ; dans la bouche en particulier, leur nombre semble particulièrement important, et il existe, pour ainsi dire, derrière la membrane épithéliale, un véritable lac lymphatique, sans compter que les diverses amygdales peuvent être considérées comme de véritables centres lymphatiques.

De nombreux leucocytes provenant de ces lacs ou centres lymphatiques arrivent sans cesse à la surface de la muqueuse (Stoer). La leucocytose, c'est-à-dire l'acte nécessaire à la phagocytose, est donc un acte physiologique, que l'on observe facilement dans la cavité bucco-pharyngée.

On sait d'autre part que, selon les circonstances, cette leucocytose est activée ou empêchée. Les leucocytes présentent, en effet une sensibilité propre qui leur permet de se diriger activement vers un but ; comme toutes les sensibilités, la leur peut se décomposer, et sa modalité la plus intéressante, au point de vue qui nous occupe, est, sans contredit, leur sensibilité chimiotactique, c'est-à-dire la propriété d'être attirés par certaines substances et repoussés par d'autres (Expériences de Massart et Bordet).

Appliquant à la bouche ces données générales, Hugenschmidt a émis l'hypothèse, que la salive, à l'état normal, exerce sur les leucocytes une attraction continue, qui hâte l'afflux des phagocytes, favorisant ainsi la réaction protectrice et que cette action, s'exerçant de même à la surface de la plaie dans les cas de traumatisme permet un afflux abondant de leucocytes, qui viendront englober les bactéries introduites avec la salive dans la plaie.

Les expériences faites en se servant de la technique même employée par les expérimentateurs, qui ont décelé la propriété chimiotactique des globules blancs, auraient démontré à Hugenschmidt, la réalité de cette hypothèse. Aussi est-il autorisé à conclure que la résistance des tissus constituant les parois buccales vis-à-vis des agents microbiens si abondants dans la bouche, est due à l'énergie de la phagocytose, fonction générale. A retenir que dans ses expériences, il a employé la salive telle qu'on la trouve dans la cavité buccale, à savoir chargée de microbes et non filtrée, c'est-à-dire la seule salive intéressante au point de vue clinique. Des expériences comparatives lui ont démontré que la propriété chimiotactique positive de la salive n'était pas due au liquide salivaire, mais bien à la présence des bactéries dans ce liquide.

Ajoutons, avec Hugenschmidt, qu'un mode additionnel de protection de la cavité buccale en général et des gencives en particulier contre l'invasion des microbes pathogènes est cette propriété très générale que possèdent les épithéliums pavimenteux stratifiés de se renouveler continuellement dans leurs couches superficielles. Dans la cavité buccopharyngée, cette desquamation s'accentue surtout pendant la mastication ; des quantités énormes de cellules sont alors rejetées et l'on peut dire qu'après chaque repas la surface de revêtement de la cavité buccale a été renouvelée.

« Or, dit Hugenschmidt, si les cellules épithéliales ne sont pas douées de propriétés phagocytaires, elles sont tapissées à leur surface, chargées dans leurs interstices, parfois même pénétrées dans leur intérieur, par d'innombrables bactéries, qui seront délogées et entraînées en même temps qu'elles avec la salive dans le canal alimentaire, où l'estomac les détruira bientôt.

En résumé et c'est la conclusion des recherches de Hugenschmidt, si les propriétés bactéricides de la salive ne sont pas démontrées par l'expérimentation et si l'on peut même douter de leur rôle dans l'atténuation de la virulence des microbes pathogènes, qui sont les commensaux habituels de la cavité buccopharyngée, il n'en est pas de même des propriétés chimiotactiques positives de cette même salive non filtrée, telle qu'elle se rencontre dans la cavité buccale.

Par ses propriétés mêmes, et surtout par l'intermédiaire des produits solubles des microbes qui y végètent, la salive possède des propriétés chimiotactiques positives qu'expliquent la diapédèse importante se faisant dans la bouche normale pour détruire les bactéries. Cette diapadèse est intense surtout à la surface des plaies baignées par la salive dans les cas pathologiques.

Telle est, à l'état normal, l'antisepsie spontanée, dont la plaie en particulier et l'organisme en général, disposent vis-à-vis des germes infectieux. La phagocytose, puissance physiologique de pro-tection contre l'infection, locale et générale, à laquelle aide la chimiotaxie positive de la salive se montre d'une réalité tellement étonnante, que l'antisepsie chimique et le lavage d'une plaie buccale, et d'une plaie en général, considéré naguère, par une explicable mesure de prudence, comme nécessaire avec Lister, nous apparaît à cette heure comme inutile.

Et s'il en est ainsi en dehors de toute antisepsie préventive, à plus forte raison l'antisepsie Listé-rienne de la plaie apparaît comme superflue, voire irrationnelle sous les précautions antiseptiques préalables.

Allons même au fond des choses, poussons-les à l'extrême.

A quoi sert l'antisepsie banale et quelque peu surannée des plaies, s'il est vrai « que l'action des antiseptiques est très superficielle, ne s'étend qu'à fort peu de distance dans les tissus infectés, alors que les foyers septiques présentent autour d'eux une zone assez étendue, où les éléments anatomi-ques sont imprégnés soit de microbes, soit de spores » ?

Et ce qui est vrai des antiseptiques dans leurs rapports avec les plaies à désinfecter, ne l'est pas moins avec les téguments du chirurgien (mains) et du malade (champ opératoire muqueux ou cutané), qui, à l'état normal, sont infectés de microbes.

Dans les opérations les plus simples, snr les régions qui semblent les plus faciles à maintenir à l'abri de l'infection, nous ne sommes jamais sûrs par les moyens chimiques d'écarter d'une façon absolue certains germes, qui habitent l'épaisseur même du tégument muqueux ou cutané et les culs-de-sac glandulaires.

Depuis quelque temps, nous connaissons l'existence de ces germes intra-tégumentaires, hôtes normaux de notre tégument pour ainsi dire, sans parler des cas pathologiques relevant de la nosographie dermatologique.

Sans nous attarder plus qu'il ne convient sur ce point, nous rappellerons que de nombreux travaux ont fait connaître dans ces dernières années l'existence de toute une flore qui vit dans les couches superficielles comme dans les régions profondes de la peau.

Dès 1884, Bizzozero décrivait quatre espèces commensales de la peau, dont 2 saccharomycètes, un streptocoque et un leptothrix.

Bordoni Uffreduzzi, en 1886, décrivait 6 espèces nouvelles Damman, en 1892, en ajoutait 6 autres.

Remlinger, dans une revue intéressante, a fait récemment ressortir avec justesse la grande variété des espèces microbiennes trouvées par les auteurs dans les couches superficielles de la peau, espèces dont la nature et le nombre peuvent varier à l'infini, selon la race, le climat, les habitudes et la profession des sujets.

Il insiste sur la fixité relative des espèces, que

l'on trouve par contre dans les couches profondes de la peau et qui nous intéressent davantage, car presque toutes les autres n'étaient que des saprophytes aérobies, tandis que ces dernières étaient pour la plupart pathogènes et anaérobies. Ce sont en effet le streptocoque, les divers staphylocoques, le bactérium coli et plusieurs espèces de cocci.

Déjà Quinquaud, en 1887, avait signalé sous la peau normale, la présence de streptocoques et de staphylocoques.

Remlinger, au cours d'expériences très précises, qu'il a instituées récemment (1896), a trouvé sur 50 hommes, qui lui ont servi de sujets, tous parfaitement sains.

23 fois le staphylococcus albus.

11 fois le staphylococcus aureus.

14 fois le staphylococcus citreus.

8 fois le streptocoque pyogène.

Et 5 fois le coli-bacille.

Il ne s'agit que de microbes trouvés dans les couches profondes du derme, la prise étant faite après stérilisation minutieuse (asepsie pratique, chirurgicale, courante) de la surface cutanée et après piqûre au moyen d'une aiguille flambée.

Si l'antisepsie de la surface tégumentaire paraît d'après cela pouvoir être poussée assez loin pour écarter d'une manière absolue les hôtes superficiels, qui sont les moins dangereux, il est matériellement impossible, à moins d'entamer l'épiderme et de porter plus ou moins atteinte à l'intégrité des tissus et à leur vitalité, ce qui est évidemment excessif, d'atteindre les germes plus ou moins virulents ou en puissance de virulence qui sont enfouis et sommeillent dans la profondeur.

Vis-à-vis de cette flore de germes, qui infectent à l'état normal les assises cellulaires des téguments cutané et muqueux jusque dans leur profondeur, il va de soi que l'antisepsie listérienne, si puissant, si pénétrant, si idéal enfin qu'en soit l'agent, ne peut avoir aucune action certaine et que la prétendue stérilisation par les agents chimiques est tout à fait imparfaite, relative, comme elle l'est d'ailleurs vis à-vis des germes qui sont disséminés dans les couches profondes des plaies.

En dépit de l'action favorisante du savon, qui blanchit (premier temps) et de l'alcool à 80°, qui dégraisse (deuxième temps) l'aseptisation chimique des téguments normaux (troisième temps) est aussi aléatoire, que la soi-disant désinfection des plaies, profondément infectées, par les meilleurs agents antiseptiques.

C'est dire que la prétendue stérilisation par les meilleurs désinfectants est une chimère, et les moyens les plus nouveaux d'antisepsie chimique ne valent pas mieux aujourd'hui, que l'acide phénique primitivement employé. « Si les premiers modes d'application du principe antiseptique, dit Lister, furent primitifs et inutilement compliqués, les années qui se sont écoulées depuis ont vu se produire de grands perfectionnements aussi bien à l'égard des diverses matières employées que pour leur application, mais quels que soient ces perfectionnements, ajoute-t-il, je tiens à exprimer cette conviction que, d'après ma longue expérience, l'acide phénique, en raison de sa puissante affinité pour l'épiderme et des matières huileuses, qui y sont associées, à cause aussi de son grand pouvoir pénétrant, est encore actuellement le meilleur agent, dont nous disposions pour purifier la peau, autour des plaies par exemple » (Lister, 1896). Il convient donc de ne pas plus demander aux antiseptiques, nouveaux et anciens, que ce qu'ils peuvent naturellement et matériellement donner, c'est-à-dire une antisepsie superficielle, imparfaite, relative.

Prétendre au-delà est et demeure chimère.

Il n'y a de stérilisation vraie, radicale, absolue, que celle réalisée par les moyens physiques, malheureusement inapplicables aux téguments du chirurgien, du malade ou du blessé, et qui sont utilisés aujourd'hui, d'une manière parfaite et systématique, pour tout ce qui sert ou peut servir à opérer (instruments) ou à panser (matières à pansement) les blessés ou malades.

Outre ces considérations de bactériologie clinique, qui nous démontrent péremptoirement tout ce qu'il y a de relatif dans l'action des antiseptiques chimiques les plus pénétrants, les plus puissants et les plus perfectionnés, appliqués aux téguments du chirurgien et du malade et aux tissus réparateurs des plaies, la critique expérimentale est venue porter coup sur coup, les atteintes les plus directes et les plus rudes à la valeur intrinsèque et au prestige des antiseptiques listériens.

Le prestige du phénol, de l'iodoforme etc..., s'est entamé, la suspicion expérimentale s'est répercutée en chirurgie dans la manière générale de panser les plaies.

Ce scepticisme expérimental n'a pas tardé à porter ses fruits et à déterminer, au point de vue thérapeutique, une évolution nouvelle qui a eu aussitôt son retentissement dans la pratique.

« On en est venu à douter, dit Terrier, de la valeur des antiseptiques, en clinique, comme en expérimentation.

« Déjà on contestait absolument leur action sur les spores et pour mon compte, ajoute-t-il, je la considérais, toujours m'appuyant sur les recherches de Pasteur, comme entièrement nulle.

« A supposer que les antiseptiques soient aussi pénétrants qu'efficaces, du moment qu'ils sont assez énergiques pour détruire ou même simplement modifier la vitalité des microbes, il est évident que leur action s'exerce également sur les tissus sains et qu'elle peut même les compromettre d'une façon sérieuse.

« D'ailleurs, tout le monde sait quel est le peu de résistance d'un certain nombre d'éléments anatomiques et combien de recherches il a fallu faire pour que les injections dites de sérum artificiel n'altèrent en rien les éléments anatomiques et ne soient pas nuisibles. »

Les substances antiseptiques ont encore d'autres actions, presque toutes nocives ; absorbées par les réseaux sanguin et lymphatique, elles déterminent des intoxications qui, malheureusement, ne sont plus à démontrer depuis la remarquable thèse du docteur Félix Brun. Enfin, leur élimination par les reins peut y déterminer des lésions temporaires ou persistantes d'une gravité absolument exceptionnelle.

La fréquence si grande des urines noires, au temps de l'antisepsie listérienne, en était une preuve indubitable, sur laquelle il nous parait inutile d'insister.

Trop souvent, alors que nous utilisions la méthode antiseptique pure, nous constations, après les grandes et graves opérations, des accidents généraux se traduisant par des symptômes d'anurie ou de diminution des urines, avec apparition de l'albumine. Ces accidents, qui compromettaient et à bref délai la vie de nos opérés, étaient dus évidemment à des causes multiples, mais parmi ces causes l'intoxication produite par les antiseptiques et les lésions rénales développées sous leur influence étaient souvent les plus importantes.

Que de fois, dit Terrier, n'avons-nous pas vu rattacher ces accidents au fameux choc opératoire, que l'on écrivait avec l'orthographe anglaise shock, ce qui n'augmentait en rien l'intelligence des faits que nous observions !

En somme, les accidents dus à l'usage et souvent à l'abus des antiseptiques étaient fréquents et graves, et il en sera toujours de même, plus ou moins peut-être, avec l'antisepsie chimique la plus perfectionnée.

Pour ces motifs, nous nous efforçons maintenant de réduire au minimum ces accidents probables en diminuant de parti pris la dose des substances utilisées, ce qui ne présente aucun inconvénient, étant donnée la valeur réelle de l'asepsie préalable et de la protection physiologique de l'organisme.

Peu à peu, et on peut dire naturellement, les chirurgiens en sont venus à abandonner en grande partie les antiseptiques et à utiliser presque exclusivement l'asepsie qui, elle au moins, ne présente aucun danger « ne conservant l'usage des antiseptiques que pour les cas relativement exceptionnels où l'état actuel de nos connaissances ne nous permet guère de faire autrement, et ceci plutôt à titre de désinfectants que d'antiseptiques proprement dits. »

C'est que l'antiseptique, dont on a usé et abusé, n'est pas indispensable dans le pansement des plaies! Ce qui est nécessaire, c'est une asepsie par rapport à laquelle l'antisepsie n'est qu'un moyen « artificiel », « imparfait », « relatif », tandis que, nous allons le voir, la phagocytose et l'état bactéricide des humeurs sont des moyens naturels, physiologiques, autrement parfaits, de protection et de défense de l'organisme et de la plaie vis-à-vis des microbes et de leurs toxines.

Que leur substance fondamentale soit solide ou liquide (sang), la nature des tissus vivants, c'est-à-dire des cellules, les pousse spontanément à l'asepsie, à l'amicrobie, sans qu'ait lieu d'intervenir la banale et aléatoire antiseptisation chimique de la plaie, de plus en plus délaissée !

Notre antisepsie artificielle n'est qu'une chimie morte, à côté de celle que réalise la vie au sein des tissus, cellules et humeurs.

Par leurs propriétés phagocytaires, les globules blancs arrêtent et détruisent les agents figurés de l'infection. C'est la lutte à mort, corps à corps.

Les humeurs, d'autre part, par leur immunité naturelle ou acquise atténuent ou neutralisent les produits septiques, qui naissent sous leur influence. L'immunité naturelle ou acquise des humeurs travaille de concert avec la phagocytose, en sorte que la protection, la défense médicatrice de la

Nature, n'est pas seulement une protection, une défense des tissus solides, c'est-à-dire à trame fondamentale solide, ce que nous verrons tout à l'heure en passant en revue les démonstratives expériences de Metchnikoff (antimicrobie et solidisme), elle est aussi, ce que nous savons depuis peu, grâce à Behring, une protection, une défense des tissus liquides, c'est-à-dire à trame fondamentale liquide (antisepsie et humorisme).

A l'empoisonnement que l'infection microbienne produit dans les cellules et les humeurs qui les baignent, l'économie résiste par élimination et oxydation des toxines. Elle ne se borne pas à détruire spontanément la semence virulente, qui ne demanderait qu'à pulluler indéfiniment dans la plaie, si elle n'était anéantie par le pouvoir phagocytaire des cellules, elle tend, en outre, spontanément à se défendre en vertu de cette propriété des cellules vivantes, reconnues par Behring, de produire quelquefois à l'état normal, chez les infectés et surtout les vaccinés, un contrepoison, une antitoxine, qui compense l'effet du poison (Behring, Bouchard, Charrin).

Ainsi l'antitoxine que la cellule élabore, produit et déverse dans les humeurs, annihile la toxine et prévient l'intoxication, de même que la phagocytose anéantit le microbe et combat l'infection.

Il est probable que les poisons microbiens, par lesquels agissent les agents infectieux, vont par l'entremise des humeurs agir sur les divers organes, pour créer dans leurs éléments cellulaires, une excitation antitoxique de guérison et une modification plus ou moins durable de la nutrition. Ils sont apparemment, dans l'état de maladie, ce qu'est dans l'état de santé normal, la glande testiculaire, la glande thyroïde, sous le rapport humoral, ce que sont les glandes closes fournissant l'un ou l'autre des ferments chimiques, qui directement ou non contribuent à l'assimilation et à la nutrition générale. Déjà nous connaissons, en partie du moins, les poisons issus des microbes dans l'état de maladie, comme, dans l'état de santé, nous connaissons les ferments issus des glandes et l'influence humorale qu'ils exercent pour régulariser les fonctions générales, créant ainsi entre les organes une symbiose assurant la santé à l'état normal, ou tendant à l'obtenir, en cas de maladie, par la phagocytose et par l'antisepsie spontanée des humeurs. Au fur et à mesure que nous allons pénétrer plus avant dans l'intimité du mécanisme phagocytaire, où nous voyons se produire, corps à corps, une guerre à mort entre la cellule animale rudimentaire et l'infiniment petit de la nature végétale, nous allons voir avec une clarté progressive qu'il suffit amplement à la nature animale, pour que les plaies guérissent, que la seule asepsie préalable ait été rigoureusement observée, sans qu'il y ait lieu de recourir à aucune sorte d'antisepsie chimique. Le travail physiologique des tissus vivants, phagocytes et sérum, vis-à-vis de l'infection et des toxines suffit largement à la préservation et à la défense de la plaie, à laquelle accèdent ou peuvent encore accéder par hasard quelques microbes perdus dont la virulence et le nombre sont notablement réduits.

Avec une toute autre clarté, que celle avec laquelle la chimie biologique peut jusqu'ici interpréter la fonction antitoxique du sérum, la théorie phagocytaire nous montre, *de visu*, dans le champ du microscope l'action intime, palpable, flagrante pour ainsi dire des tissus dans leurs rapports naturels avec les germes envahisseurs et en particulier des plaies avec les microbes.

Si nous faisons abstraction de l'immunité naturelle ou acquise des humeurs, par quels moyens faciles à mettre en évidence l'animal vivant lutte-t-il contre les germes septiques ?

Par quels moyens les tissus d'une plaie se défendent-ils physiologiquement contre les assauts des microbes, en tant qu'êtres protoplasmiques, cellulaires, en tant que parasites végétaux, figurés, infectieux ? Ceci est simple et clair.

« Nous le devons, dit Lister, à l'éminent naturaliste Metchnikoff, qui ayant longtemps et soigneusement étudié la digestion intracellulaire dans les cellules amœboïdes, qui forment la masse principale du corps des éponges et autres organismes inférieurs, était préparé à observer et à estimer à sa juste valeur une marche analogue des leucocytes errants des vertébrés. Il trouva que les cellules nomades avec leurs mouvements amœboïdes, avec lesquels nous sommes depuis longtemps familiarisés, se nourrissent aussi comme les amœbes et que, tout en étant presque omnivores dans leurs appétits, elles ont un goût spécial pour les bactéries, les englobent dans leur substance protoplasmique et les digèrent, empêchant ainsi leur propagation infinie au milieu des tissus. Les cellules qui exercent la fonction dévorante, que nous avons déjà vue, avec Hugenschmidt, à propos de la bouche et des plaies de cette cavité, il les appelle des « Phagocytes. » La notion du phagocytisme demande quelques explications.

« Si l'on reçoit entre deux plaques de verre une goutte de sang fournie par une piqûre d'aiguille au doigt et qu'on l'examine au microscope, on distingue en elle de petits éléments solides de deux sortes : les uns en forme de disques biconcaves, orange pâle, qui, mis en masse donnent sa couleur rouge au fluide vital, les autres en masses sphériques plus ou moins granuleuses, formées de la matière molle, qu'on a appelé le protoplasma, incolores et qu'en raison même de cette propriété on désigne sous le nom de corpuscules incolores ou blancs. Ce sont ces corpuscules, dits encore leucocytes (*leukos* blancs et *kutos* cellule), auxquels est dévolue l'action phagocytique. »

Déjà et depuis longtemps on savait que si le microscope est tenu à la température du corps humain, on peut voir les corspuscules blancs étendre et rétracter de petites expansions ou pseudopodes et ramper ainsi sur la surface du verre, à la façon de ces êtres, qui, placés au dernier échelon de la vie animale, doivent leur nom à cette faculté que nous savons de changer de forme : les amœbes.

C'est assurément un spectacle étrange que de voir ce qui constituait tout à l'heure notre propre sang se mouvoir comme une création indépendante. Il n'y a pourtant rien d'inconciliable avec ce que nous savons des composés fixes de la charpente animale. Ainsi la surface linguale de la grenouille est tapissée d'une couche de cellules pourvues chacune de deux ou plusieurs filaments ou cils et dont le fonctionnement simultané détermine l'écoulement d'un fluide dans une direction définie sur l'organe. En grattant doucement la surface de la langue, on détache quelques-unes de ces cellules ciliées ; or, en les examinant au microscope dans une goutte d'eau, on constate que leurs mouvements d'un caractère tout aussi vital que les torsions d'un ver se continuent indéfiniment. J'ai pu constater, il y a plusieurs années, que ces cellules détachées se comportent vis-à-vis des stimulants, comme les cellules adhérentes au corps, les mouvements ciliaires étant excités par une stimulation modérée, temporairement paralysés quand l'excitation devient plus forte.

Chaque élément constitutif de ces corps peut être considéré comme un être vivant, indépendant, bien que tous travaillent avec une merveilleuse harmonie au bien-être général.

Les mouvements indépendants des leucocytes en dehors du corps ne sont donc pas autrement étonnants, mais ils restèrent longtemps une simple curiosité.

L'attention a été de nouveau appelée sur eux par une observation faite par le pathologiste allemand Cohnheim, qui a constaté que dans certaines conditions inflammatoires, ces corpuscules passaient à travers les pores des parois des vaisseaux sanguins les plus fins et s'échappaient dans les interstices des tissus voisins. Cohnheim attribuait cette propriété à la pression du sang, mais comment expliquer que l'émigration de ces corpuscules blancs soit très active dans certaines inflammations et ne se produise pas du tout dans certaines autres ?

Les travaux du naturaliste et pathologiste russe

Metchnikoff sont encore venus augmenter l'intérêt qui s'attache à ces globules blancs.

Ce savant a observé, comme nous l'avons déjà dit, qu'après leur passage à travers les parois des vaisseaux, ces corpuscules blancs non seulement rampent comme les amœbes, mais encore s'alimentent et digèrent comme eux.

Des observations plus intéressantes encore suivirent : Metchnikoff constata qu'un crustacé microscopique, une sorte de puce de mer, était susceptible d'être infecté par un champignon formé de spores excessivement pointues, qui traversent la carapace et pènètrent dans le corps du crustacé.

Aussitôt les spores sont entourées de groupes de cellules contenues dans la cavité du corps de l'animal et correspondant aux corpuscules blancs de notre sang. Ces cellules essaient de dévorer les spores, et si elles y parviennent, l'animal est sauvé de l'invasion du parasite ; mais, s'il y a plus de spores que ne peuvent en détruire les cellules (phagocytes comme dit Metchnikoff) la puce de mer succombe.

Partant de cette observation fondamentale, Metchnikoff affirme que les microbes des maladies infectieuses sont soumis au même processus d'absorption et de digestion, accompli par les corpuscules blancs et par les cellules qui tapissent ies vaisseaux sanguins. Une longue série de belles expériences lui a permis, nous le verrons plus loin, d'établir d'une façon indéniable, à mon avis, cette grande vé..té que le phagocytisme est le principal moyen de défense des corps vivants contre les invasions de leurs ennemis microscopiques.

La production de subtances antitoxiques réagissant contre les poisons des microbes, comme nous l'avons dit, a évidemment une grande importance ; mais dans les nombreux cas, où les animaux sont naturellement réfractaires à certaines maladies infectieuses, le sang ne produit aucun élément antitoxique qui puisse rendre compte de l'immunité naturelle. Le phagocytisme paraît être dans ces cas le seul facteur de défense ; et, même dans les cas, où le sérum possède des propriétés antitoxiques ou, comme cela semble arriver dans certains cas, des propriétés germicides, il semble que le phagocytisme doive encore intervenir pour l'expulsion des microbes morts. De récentes observations sembleraient d'ailleurs indiquer que les éléments utiles du sérum, peuvent, eu égard au vaccin, dériver des sucs digestifs des phagocytes.

S'il y a eu jamais un chapitre romantique en pathologie, c'est assurément celui de l'histoire du phagocytisme.

Les travaux de Metchnikoff, ajoute Lister, m'intéressaient particulièrement, parce qu'il me semblait y trouver une explication claire de la guérison des plaies par première intention dans des circonstances jusque là incompréhensibles, cette réunion primaire se produisant parfois pour des plaies avec des pansements à l'eau, c'est-à-dire avec une couche de charpie humide, recouverte d'un tissu de soie mouillé pour conserver l'humidité. Le pansement, quoique appliqué dans les conditions les meilleures de propreté, était invariablement putride au bout de 24 heures. La couche de sang interposée entre les surfaces coupées se trouvait donc exposée à la sortie de la plaie à l'action d'un foyer septique des plus intenses.

Qu'est-ce donc qui l'empêchait de se putréfier, comme cela fût arrivé si, au lieu de se trouver entre des tissus vivants divisés, elle se fût trouvée entre deux plaques de verre ou de toute autre matière indifférente ?

Les travaux de Pasteur avaient fait faire un pas en avant, mais toujours se posait cette question : Qu'est-ce qui a empêché la bactérie de la putréfaction de se répandre dans cette couche décomposable ?

Le phagocytisme de Metchnikoff donne la réponse : Le sang, entre les lèvres de la plaie se peuple rapidement de phagocytes, qui montent la garde et qui saisissent les microbes de la putréfaction, dès que ceux-ci essaient de pénétrer.

Si le phagocytisme est toujours à même de combattre les microbes pathogènes dans une forme aussi concentrée et aussi intense, il est peu probable qu'il puisse se trouver en défaut vis-à-vis de ceux qui, dans une condition très inférieure, peuvent se trouver dans l'air. Ceci confirme notre conclusion à laquelle nous reviendrons ultérieurement, qu'il n'y a pas à s'inquiéter de la poussière atmosphérique dans nos opérations, et les travaux de Metchnikoff, tout en illuminant la pathologie entière des maladies infectieuses, ont complété d'une façon magnifique la théorie du traitement antiseptique en chirurgie.

Ausssi nombreuses que variées ont été les

« objections présentées contre les opinions de Metchnikoff, mais autant que j'en puis juger, dit Lister, Metchnikoff y a répondu par une série de recherches, série faite de main de maître et ses observations ont été confirmées et étendues par plusieurs investigateurs indépendants (voyez Dr Tchistovitch, *Annales de l'Institut Pasteur*, 25 Juillet 1880 et Dr Armand Ruffer, *Journal anglais de médecine*, Mai, 24, 1890).

« Pour ceux qui, dans mon auditoire, disait Lister au congrès de Berlin (1890), pourraient ne pas être familiers avec les travaux de Metchnikoff, je suis tenté de raconter quelques-unes de ses expériences :

« La grenouille verte, au-dessous de 20° centigrades (68 Fahrenheit) est incapable de prendre le charbon. Les bacilles de cette maladie ne peuvent pas se développer quand on les introduit dans la peau de cet animal.

« A quoi était due cette immunité de la grenouille contre le charbon ? Ses sucs étaient-ils un aliment impropre pour le microbe (question humorale qui a été un peu élucidée depuis 1890 par la notion récente de la fonction antitoxique du sérum, mais qui reste inexpliquée pour certains cas d'immunité naturelle, Roux, Behring) ? Ou bien l'explication était-elle dans l'action phagocytique des leucocytes ou globules blancs ?

« Dans l'espoir de résoudre cette question, Metchnikoff façonna un tout petit sac avec la moelle de sureau et, y ayant placé quelques spores du charbon, ferma le sac et l'introduisit sous la peau de la grenouille. La paroi de moelle du sac permettait à la lymphe de l'animal de pénétrer par diffusion, mais repoussait les leucocytes ; et le résultat fut que les spores germèrent et se développèrent en filaments bactéridiens vigoureux dans la lymphe, ce qui était ainsi une preuve que ce milieu était convenable pour le développement du bacille. En même temps, sous une autre partie de la peau de la même grenouille, avait été placé un petit morceau de la rate d'un animal qui venait de mourir du charbon et qui contenait le microbe sous sa forme la plus virulente, mais là, les leucocytes ayant entrée libre, aucun développement ne se produisit ».

Une autre expérience sur le même principe fut encore plus instructive : elle consistait dans l'introduction des spores du charbon dans la chambre antérieure de l'œil d'une grenouille, qui, comme nous l'avons vu, est naturellement réfractaire à la maladie et aussi dans celle d'un mouton et d'un lapin, rendus artificiellement réfractaires par vaccination au moyen du virus atténué de Pasteur. L'humeur aqueuse de l'œil sain contient peu, si elle en contient, de leucocytes qui nuisent à la transparence parfaite, essentielle à la vision. En conséquence, les spores germèrent et se développèrent librement pendant quelque temps dans la chambre antérieure En même temps, le développement du bacille occasionnait de l'irritation dans l'œil et avait pour résultat l'immigration d'un nombre constamment s'accroissant de leucocytes, produisant un état trouble et parfois l'hypopyon. Si une goutte de l'humeur aqueuse était retirée dès le début, après le commencement de l'expérience et examinée au microscope, on s'apercevait qu'elle contenait les bacilles du charbon : quelques-uns d'entre eux libres dans le liquide, mais d'autres enfermés dans le corps des leucocytes. Mais une goutte prise après une longue période écoulée, ne montrait pas de bacilles libres, tous étant alors à l'intérieur des leucocytes, et montrant des signes de dégénération à différents degrés, comme résultat de la digestion qui s'avançait. Enfin le charbon disparaissait entièrement et l'œil s'éclaircissait, l'animal dans tous les cas restant en bonne santé, bien que l'inoculation dans l'humeur aqueuse fût une manière particulièrement mortelle d'infecter un animal susceptible d'infection (voir *Annales de l'Institut Pasteur*, 25 juillet 1887, pages 326, 327).

Ici nous voyons que l'inflammation excitée par le microbe devient par l'intermédiaire des leucocytes la cause de sa destruction.

Combien peu le regretté Cohnheim a pu songer que son observation de l'émigration des leucocytes dans l'inflammation se montrerait avoir une importance si étendue sur la pathologie des maladies contagieuses ?

« J'ai exposé, poursuit Lister, deux exemples de l'espèce de preuve sur lesquels repose la théorie phagocytaire et, si nous l'acceptons (1890), comme je crois que nous le devons, elle sert à la fois à expliquer beaucoup de faits qui, jusqu'ici, ont été mystérieux, dans les rapports des micro-organismes avec les plaies, des germes avec les tissus.

« Prenons, par exemple, ce que fait le chirurgien pour la guérison du bec-de-lièvre. Son bord postérieur est continuellement baigné de salive qui contient de nombreuses espèces de bactéries

septiques. Mais celles-ci n'entrent pas (nous avons
vu plus haut le pourquoi et le comment de l'immunité de la bouche et des plaies de cette cavité,
avec Hugenschmidt, disciple de Metchnikoff, qui
a ajouté aux notions acquises à la science par ce
dernier). Celles-ci, dis-je, n'entrent pas et peuplent la fibrine, qui cimente les surfaces coupées,
comme elles le feraient infailliblement, si ces
surfaces étaient composées de verre ou de toute
autre matière chimiquement inerte, privée de vie.
Longtemps il a été évident que les tissus vivants
exerçaient une puissante influence pour arrêter le
développement microbien dans une telle plaie,
mais quelle était la nature de cette influence ?
Ceci passait pour une énigme, mais reçoit aujour-
d'hui une explication naturelle dans l'action
phagocytique des cellules qui encombrent la
lymphe, aussitôt après son effusion ». (Metchnikoff).

« Au congrès de Londres, ajoute Lister, j'ai
produit une expérience qui prouvait qu'un caillot
de sang à l'intérieur du corps peut exercer une
puissante action antibactérienne. Je ne répéterai
pas les détails de cette expérience, j'ajouterai
seulement qu'un très petit morceau de toile de
lin, mouillé de sang putride, fut monté au moyen
d'un fil d'argent dans l'intérieur d'un tube de verre,
court, ouvert aux deux bouts ; ce tube fut glissé
dans la veine jugulaire d'un âne et tenu en position entre deux ligatures. Après deux jours, le
compartiment veineux fut enlevé et le caillot de
son intérieur examiné. En dedans et près du tube,
il était dans un état de putréfaction avancée
comme l'indiquait son odeur fétide et son aspect

grandement altéré et un examen microscopique montra qu'il était rempli de bactéries. Mais, près de la paroi de la veine, il paraissait à l'œil nu comme un caillot récent ; je ne pus y découvrir aucune odeur putride, ni ne fus capable d'y trouver des bactéries avec le microscope ». (Voir travaux du Congrès médical, Londres).

Les sections colorées de ces parties extérieures du caillot, faites après durcissement dans l'alcool, montrèrent de grandes quantités de cellules, différentes les unes des autres en grandeur et autres caractères, exactement comme c'est souvent le cas pour les phagocytes de Metchnikoff.

J'ai supposé que ces cellules ont dû être d'une façon ou de l'autre des agents antibactériens, mais comment ? Je n'en ai pu me faire une idée. La théorie phagocytaire éclaircit le mystère.

Au moyen de cette même théorie, nous pouvons expliquer, ce qui, sans cela, nous aurait semblé incompréhensible, l'emploi, sans conséquences mauvaises, de ligatures de soie, qui n'ont été soumises à aucune préparation antiseptique. Nous savons, par les expériences de Ziegler et autres, que les leucocytes pénètrent vite les espaces très minces compris entre des plaques de verre ou d'autres corps étrangers chimiquement inertes, insérés au milieu des tissus. Et nous pouvons comprendre qu'ils peuvent se faufiler dans les intervalles qui séparent les fibres d'un fil de soie et détruire tous les microbes qui peuvent s'y être logés avant qu'ils n'aient eu le temps de causer un sérieux dommage septique. Mais il doit y avoir certainement une limite à l'épaisseur des fils. Personne, je m'imagine, ne se sentirait justifié de laisser dans la cavité du péritoine, une corde non stérilisée aussi grosse qu'un doigt. M. Bantock, dont la remarquable série d'ovariotomies réussies peut paraître justifier la pratique, ne prépare pas, je crois, ses ligatures d'une façon antiseptique, et je comprends qu'il emploie, pour lier le pédicule de la tumeur, des cordonnets de soie d'une nature si forte, qu'on peut avoir la certitude qu'avec un diamètre d'environ 1/30° de pouce, il peut supporter la tension nécessaire. Mais il serait certainement plus prudent de stériliser même une corde aussi mince. Qui pourra dire que le mal septique ne peut pas quelquefois se cacher dans la ligature sous une forme qui peut déjouer les phagocytes? N'a-t-on pas vu jusqu'à l'infection par le Bacillus anthracis se faire par l'inoculation accidentelle d'un catgut charbonneux et que l'on tenait pour avoir été préparé d'une façon antiseptique? C'est pour cela sans doute que d'aucuns chirurgiens affectent une certaine aversion pour les liens de nature animale en dépit de l'avantage inappréciable de pouvoir être parfaitement résorbés sur place, ces liens, comme ceux de nature végétale, étant peu justiciables des moyens physiques de stérilisation préalable.

C'est dire que l'asepsie prophylactique de tout ce qui sert ou est susceptible de servir à opérer ou à panser les blessés ou malades, ne sera jamais trop rigoureuse ; que, en opposition avec l'inférieure et relative stérilisation par les moyens chimiques, qui a fait époque et son temps, la supérieure et absolue stérilisation par les moyens physiques d'antisepsie préalable ne sera jamais trop systématiquement érigée à la hauteur, en théorie, d'un principe et, en pratique, d'une méthode exclusive et que si les phagocytes avec les humeurs sont, pour l'organisme comme pour la plaie, un mode efficace de protection et de défense vis-à-vis des germes septiques, leur réaction salutaire est naturellement bornée et assujettie à l'éventuelle septicité des virus en présence, virus atténués ou exaltés.

Il est évident que la fonction phagocytaire des leucocytes explique avec l'antitoxie humorale le secret de la nature, réputée de tous temps médicatrice. Mais il importe au plus haut point de ne voir là qu'un mécanisme physiologique de réparation cellulaire de l'économie, les tissus du terrain gagnant d'autant plus en puissance bactéricide, que les graines bactériennes, qui ont ou peuvent avoir accès à la plaie ont perdu davantage en nombre et en virulence du fait d'une prophylaxie plus précise et plus parfaite.

N'est-ce point un fait patent que la plaie, quelle qu'elle soit, se répare *proprio motu* ? Est-ce que les *forces vitales* de la cellule n'ont point de tous temps frappé les physiologistes et les cliniciens ? Est-ce que depuis Bichat surtout et l'introduction en médecine de l'anatomie générale, elles n'ont point fait le thème favori et en quelque sorte palpitant de leurs méditations ? Est-il déniable que l'antisepsie vraie et bien comprise ne tient pas tout entière dans la lime et la brosse à ongles, pour les téguments du chirurgien et du malade, et, dans la stérilisation préventive, pour tout ce qui sert ou peut servir à opérer (instruments) ou à panser (matières à pansement) les blessés ou malades ? Elles font autrement plaisir à voir,

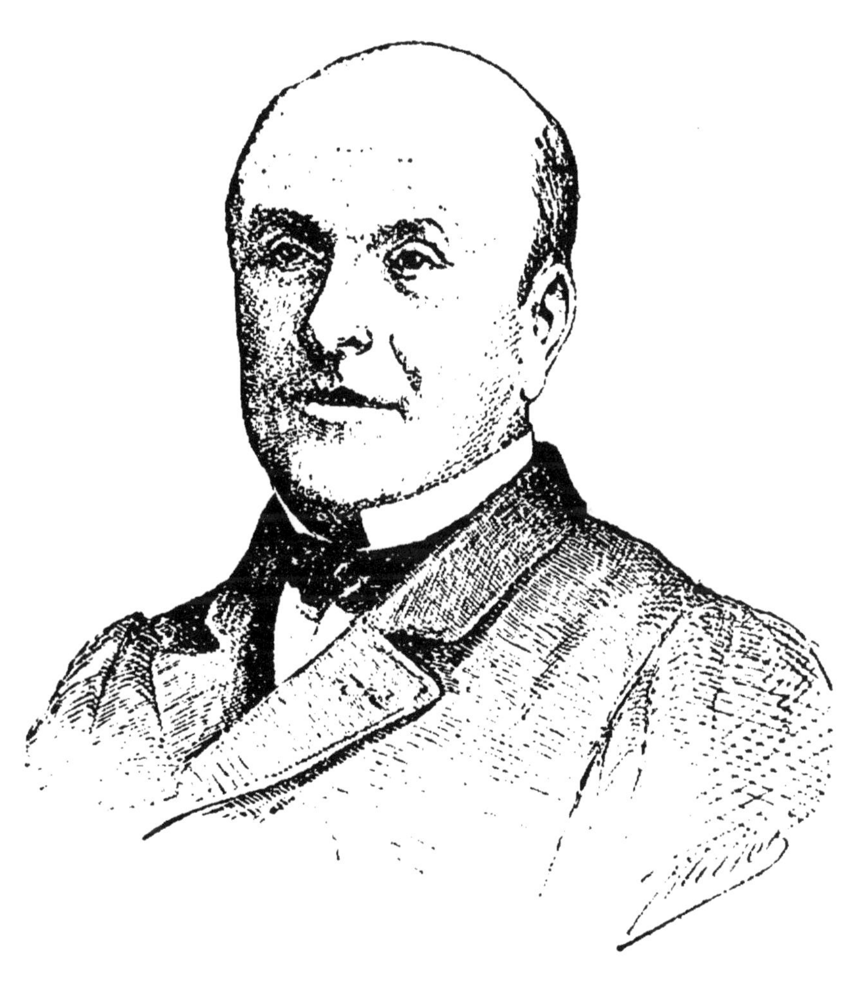

Alphonse GUÉRIN

quant au processus de guérison, les plaies que l'asepsie préalable, réalisée par les moyens physiques ou chimiques, préserve ultérieurement du trouble inévitable des antiseptiques.

Nous savons avec quelle délicatesse prodigieuse s'effectue le processus réparateur des plaies, sans qu'intervienne nécessairement la multiplication cellulaire ; ce processus est à la fois digne de notre respect et de notre admiration :

« L'hypertrophie, l'extension et le déplacement des cellules préexistantes, dit Ranvier, l'éminent histologiste, suffiraient à assurer la cicatrisation. Ce n'est pas à dire que l'on ne puisse observer dans les plaies les phénomènes de la multiplication cellulaire, celle-ci, quand elle se produit, n'est point indispensable ou plutôt elle n'a qu'une valeur secondaire ».

« Au fur et à mesure que les cellules épithéliales par suite de l'écoulement de la masse arrivent au contact de la section d'une lame cornéenne, elles s'y accolent et s'y fixent au moyen d'une substance gluante qu'elles secrètent. C'est sans doute la même substance que celle qui les unit entre elles, substance qui, tout en les unissant, leur permet pourtant de se déplacer les unes par rapport aux autres ».

« Lorsque les deux bourgeons épithéliaux émis sur chacune des lèvres de la plaie arrivent, par suite de leur extension, à se toucher, ils se soudent l'un à l'autre à l'aide de la même substance et l'on ne peut plus distinguer les cellules qui ont appartenu à l'un et à l'autre bourgeons ».

La soudure cicatricielle est d'autant plus pénétrante et plus intime qu'elle est due au rapprochement naturel, à la réaction spontanée des cellules, préexistantes et embryonnaires, sans qu'intervienne le troublant artifice de l'antiseptique, lequel, en admettant qu'il soit réellement nuisible au développement des germes parasitaires et neutralise leurs produits septiques, ne laisse aussi réellement, en dissolvant, dénaturant et entrainant par une sorte de lessivage la matière gluante naturelle spéciale, de désagréger l'agglutination intercellulaire et portant à leur protoplasma une atteinte plus ou moins profonde de nuire au jeu physiologique de cicatrisation des cellules des divers tissus, ce jeu s'effectuant, soit par les cellules préexistantes (Ranvier), soit à l'aide de cellules plus jeunes, embryonnaires, néoformées (Virchow).

C'est parce que l'asepsie a pour principe de se rapprocher, autant qu'il est possible à l'art, de l'état de nature et respecte absolument l'intégrité normale des phénomènes intimes et naturels de réparation, que le processus curateur, gardant toute sa noblesse, est autrement franc et rapide qu'avec tout l'artifice antiseptique.

Aussi mortifiante pour les cellules réparatrices adultes et embryonnaires, est l'antisepsie chimique, appliquée à la plaie, que la lumière solaire serait vivifiante si, en vue d'aider au travail cicatriciel, on pouvait exposer la plaie à ses rayons sous un manteau aseptique diaphane !

On sait combien, à l'état normal, les fractures se réparent plus vite à la lumière qu'à l'ombre.

Ne semble-t-il pas que ce qui est vrai des solutions de continuité des os, qui se produisent au-dessous d'un manchon musculo-cutané protecteur, c'est-à-dire aseptique, soit également vrai des solutions de continuité des parties molles?

L'asepsie que réalise d'elle-même la nature animale, comme cela est particulièrement frappant pour les lésions sous-cutanées, et que l'ingéniosité de l'art ne peut avoir d'autre mission que d'imiter, brûle les diverses étapes du processus curateur.

Les tissus vivants sont spontanément germicides et les humeurs antiseptiques, soit que les germes infectieux ne fassent qu'assiéger la plaie exposée ou qu'ils l'aient déjà partiellement ou totalement investie. Telle est la tendance physiologique manifestée par la nature en vue de la protection et de la défense de l'organisme et de la plaie par arrêt ou destruction phagocytique des germes avec antitoxie humorale, que l'observation des siècles appelle avec raison médicatrice. Le mécanisme intime, c'est-à-dire antimicrobien, en a été vu à son insu par Cohnheim, dans la découverte de la diapédèse, exactement pris sur le vif, reproduit et expérimentalement démontré par l'éminent naturaliste Metchnikoff, dans la découverte de la phagocytose.

La plaie, qui se répare, tend sans trève ni relâche à l'amicrobie locale par la phagocytose physiologique et combat l'infection bactérienne ; par l'antitoxie ou l'immunité humorale, elle tend à l'aseptie générale et s'oppose à l'intoxication par les produits bactériens septiques.

L'activité vorace des leucocytes, qui y affluent, libère la plaie de tout développement microbien et met obstacle à l'infection. Quels qu'en soient les agents pathogènes innombrables : streptocoque de Fehleisen, vibrion septique de Pasteur, strep-

tocoques et staphylocoques de la septicémie,
bacille de Nicolaïer, de Klebs-Lœffler, de Koch
etc., staphylocoque pyogène doré, pneumocoque,
bacterium coli commune, gonocoque, etc., plus
l'infection parasitaire est menaçante, plus elle est
grande, plus aussi l'afflux leucocytaire, qui pare
aux assauts des microbes, est actif sur la brèche
traumatique, attaquée ou investie, plus vive,
intensive, acharnée est la défense. Lusbach de
Zurich nous le montre simplement par l'expérience qui suit :

Que l'on prenne une culture de Bacillus anthracis et qu'on en stérilise une partie en la portant à
100°, puis qu'on inocule à une raie ou à une grenouille d'un côté du corps la bactéridie de Davaine
vivante, de l'autre la bactéridie morte : des deux
côtés, il se produit une exsudation salutaire de
leucocytes. Les phagocytes affluent, mais la phagocytose est bien plus active du côté des bactéries vivantes que de l'autre.

Tant vaut l'attaque par les microbes infectieux
et septiques, tant vaut la défense organisée par
les phagocytes *qui montent la garde* et par le
sérum. Mais la défense protectrice de l'économie
et de la plaie vaut juste ce que vaut l'idiosyncrasie
cellulaire et humorale du sujet, notion de la clinique, qui échappe à l'expérimentation et qu'elle
ignore, n'ayant et ne pouvant avoir qu'un champ
d'action sain, normal, physiologique. Par contre,
en clinique humaine, le terrain se montre souvent
moins sain, moins normal, moins physiologique.
C'est grâce, malgré tout, à un fonds commun de
nature physiologiquement eutrophique, mais
ondoyante et diverse de par l'idiosyncrasie, que

toute plaie, quelle qu'elle soit et quelle que soit l'individualité en jeu, saine ou tarée, normale ou anormale, guérit proprio motu, sponte suâ ou y tend.

La plaie, du fait de l'excellence de la nutrition générale et locale n'a que faire de l'action topique des antiseptiques, c'est-à-dire de substances chimiques irritantes, qu'à l'exemple du passé et plus heureux que lui l'avenir négligera, suffisamment fort de sa foi prophylactique.

Sans doute l'avenir nous réserve quelque sérum antimicrobien et antitoxique, qui multiplie expérimentalement la puissance des phagocytes et exalte à titre préventif et curatif, les moyens de préservation et de lutte antibactérienne, dont l'économie des tissus solides et liquides dispose naturellement dans l'ordre de choses chirurgical comme dans l'ordre purement médical :

A Roux et Yersin, nous devons de savoir depuis plusieurs années que la fausse membrane, qui se forme dans la gorge des diphtériques renferme certaines bactéries, qui peuvent être cultivées en dehors du corps dans un liquide nutritif, qui acquiert des propriétés vénéneuses d'une intensité étonnante, comparables à celles de la sécrétion des glandes des serpents les plus venimeux.

Ils reconnurent que le liquide conservait ces propriétés même après enlèvement des microbes par filtration, ce qui prouve bien que le poison doit être une substance chimique en dissolution, distincte des éléments vivants qui l'ont produite. Ces poisons, ou toxines, comme on les a appelés, expliquent les effets mortels de certains microbes, incompréhensibles autrement. Aussi dans la diphtérie même, le bacille spécial, que Lœffler a montré être la cause du mal ne se répand pas dans le sang, comme le microbe du choléra des poules ; il reste confiné sur la surface, où. il a d'abord apparu ; mais la toxine qu'il secrète est absorbée par cette surface, passe dans le sang et détermine un empoisonnement général.

Des observations analogues ont été faites pour d'autres maladies, telles que le tétanos, maladie chirurgicale. Là encore le bacille reste localisé dans la plaie, mais produit une toxine spéciale d'une virulence extrême, qui est absorbée et se diffuse dans le corps tout entier.

Pour étonnant que cela paraisse, il semble que chaque microbe pathogène produise une forme particulière de toxine.

La tuberculine de Koch était de cette nature un produit du bacille de la tuberculose dans un milieu de culture.

Des quantités très minimes de cette substance produisaient de grands effets, mais avec cette particularité que les tuberculeux, sous quelque forme que se manifestât leur maladie, éprouvaient de l'inflammation dans la partie affectée et une fièvre générale après l'injection sous-cutanée de quantités de tuberculine sans action aucune sur les personnes saines. Des malades, atteints sous forme d'un ulcère tenace à la face, voyaient, après une seule injection de tuberculine, une vive inflammation rougir et gonfler la plaie et la peau avoisinante, et, ce qui n'est pas moins surprenant, quand ces troubles s'effaçaient, on constatait une grande amélioration. En répétant l'opération, on parvenait ainsi à réduire notablement, parfois même à guérir en apparence des ulcères, dont le traitement ordinaire n'avait pu enrayer le développement. Ces résultats amenèrent Koch à penser qu'il avait obtenu un moyen efficace de traitement de la tuberculose sous toutes ses formes, locales et générales.

Malheureusement, il fallut reconnaitre que la guérison n'était qu'apparente et renoncer aux espérances qu'avait fait naitre dans la science médicale la haute réputation de Koch. Il n'est que juste de dire, qu'il a été poussé à publier ses résultats plus tôt qu'il ne voulait le faire et nous ne pouvons que regretter qu'il ait cédé à la pression exercée sur lui.

Bien que les expériences de Koch ne se soient pas réalisées, ce serait une grosse erreur de croire que ses travaux sur la tuberculine sont restés inutiles. Les vaches sont exposées à la tuberculose, et cette maladie, surtout quand elle affecte le pis, peut devenir une source très sérieuse de danger pour l'homme, par suite de la contamination du lait. Or, en raison de l'affinité étroite, qui existe entre les animaux et nous-mêmes, aussi bien vis-à-vis de la maladie que de la bonne santé, la tuberculine produit de la fièvre chez les vaches malades, alors qu'elle laisse indemnes les bêtes saines. Il y a donc là un moyen sûr de révéler le mal latent et de soustraire l'homme à ses conséquences.

La morve présente une grande analogie avec la tuberculose en ce qui concerne les effets de son produit toxique. Le microbe, qu'on a trouvé être la cause de cette maladie, cultivé dans un

milieu convenable, produit un poison qu'on a
nommé la malléine et dont l'injection, à dose convenable sous la peau d'un animal atteint de morve,
a pour effet de déterminer des symptômes fébri-
les très intenses, ne se produisant pas quand
l'inoculation est faite sur un cheval sain. La morve
peut, comme la tuberculose, exister à l'état latent,
et autrefois il n'était pas possible de diagnostiquer
la maladie sous cette forme. Aujourd'hui, il n'en
est plus de même : un cheval malade a-t-il été
introduit par mégarde dans une grande écurie? rien
n'est plus facile de se rendre compte, s'il a infecté
d'autres chevaux. Il suffit de soumettre toute
l'écurie à des injections de malléine. Les chevaux
qui donnent des symptômes de fièvre sont malades
et doivent être abattus. On met ainsi à l'abri non
seulement les autres animaux, mais aussi les
garçons d'écurie.

Ce procédé précieux de diagnostic découle des
travaux de Koch sur la tuberculine, qui est justement tombée en désuétude comme moyen thérapeutique.

De même la tuberculine et la malléine ser-
vent dès aujourd'hui à établir le diagnostic de la
tuberculose, de la morve et partant la prophylaxie
de ces infections microbiennes, de même le sérum
antitoxique, que Widal a montré jouir de propriétés agglutinantes marquées dès la période
infectante elle-même, commence à être utilement
appliqué au diagnostic de la fièvre typhoïde et
partant au traitement et à la prévention de cette
infection contagieuse.

Le procédé nouveau de diagnostic ou méthode
de Widal est aujourd'hui aussi pleinement démon-

tré que le procédé de diagnostic expérimental avec la tuberculine ou la malléine.

La réaction agglutinante du sérum des immunisés avait déjà été constatée depuis plusieurs années.

Dès 1889, Charrin et Roger avaient les premiers constaté l'action agglomérante du sérum des vaccinés. Ils avaient nettement montré le développement en amas du bacille pyocyanique, dans le sérum des animaux immunisés contre l'infection due à ce microbe.

Deux ans plus tard, en 1891, Metchnikoff étudiait méthodiquement la question et faisait des constatations analogues, pour ce qui concerne le vibrio Metchnikovi et le pneumocoque. N'ayant plus constaté le phénomène avec le sérum des animaux vaccinés contre la pneumoentérite des porcs, Metchnikoff n'osait plus lui prêter la portée générale qu'il était disposé à lui donner. En 1894, Pfeiffer montrait que si on injecte dans le péritoine d'un cobaye neuf, en même temps des vibrions cholériques et du sérum préventif, au bout d'un temps très court, une heure environ, les vibrions sont immobilisés et forment des granules arrondis.

Bordet pouvait, en 1895, produire la même réaction dans un tube; si le sérum neuf peut produire les mêmes réactions, il suffit de le diluer dans une solution salée pour le rendre inefficace, alors que le sérum vacciné, dilué ainsi, reste actif.

Aussi Gruber, Pfeiffer et Koll observaient-ils ces réactions avec les vibrions cholériques et typhiques.

Telles étaient les choses avant Widal. Mais à

celui-ci revient le mérite incontestable d'avoir vu
le premier que la réaction agglutinante existe déjà
à la période d'infection et d'avoir compris immédiatement la portée pratique pour le diagnostic
de cette réaction du sang. jusque là simplement
tenue pour curieuse chez les vaccinés.

Bien que la question du séro-diagnostic soit
encore un peu partout à l'ordre du jour des
discussions médicales, la méthode de Widal ne
laisse de constituer dès aujourd'hui un moyen
certain et facile de diagnostic de la fièvre typhoïde.
C'est un procédé de plus de diagnostic à ajouter
au procédé expérimental de diagnostic de la
tuberculose et de la morve, par la tuberculine et
la malléine.

Cette question nouvelle de microbiologie étant
vidée dans ses rapports avec les applications
cliniques et le diagnostic, question si nouvelle
que Lister n'en pouvait encore parler dans sa
revue magistrale de 1896 sur « l'art de guérir et la
science », revenons à Robert Koch et à la tuberculine :

Le procédé précieux de diagnostic de la morve
par la malléine découle, nous l'avons dit, comme
celui de la tuberculose par la tuberculine, des
travaux de Koch sur cette dernière toxine expérimentale.

Ces travaux ont d'ailleurs porté des fruits,
affirme Lister, de bien d'autres façons d'une
forme indirecte.

Behring, l'élève distingué de Koch, n'a-t-il pas
déclaré expressément que c'étaient ces travaux
(trop méprisés ensuite pour avoir été trop vantés),
qui l'avaient inspiré dans les recherches qui le

conduisirent, lui et son collaborateur, fameux depuis, le Japonais Kitasato, à leur surprenante découverte du sérum antitoxique.

Ils constatèrent que si un animal d'une espèce exposée à contracter la diphtérie ou le tétanos, reçoit une quantité de toxines respectives assez faible pour rester inoffensive et que, peu à peu, par intervalles convenables, on augmente les doses, l'animal finit par acquérir une telle tolérance vis-à-vis du poison, qu'il peut en recevoir impunément une quantité beaucoup plus grande que celle qui, au début, eût été mortelle pour lui. Jusqu'ici, tout semble correspondre à ce qui se passait dans le traitement de la rage, par la méthode Pasteur, mais ce qui était nouveau, c'est que si, prenant le sang de l'animal ayant acquis ainsi ce très haut degré de l'immunité artificielle, on en introduisait le sérum sous la peau d'un autre animal, ce second animal acquérait à son tour une forte immunité, moins durable pourtant vis-à-vis de la toxine en question. Le sérum continuant l'action de la toxine, agit comme antitoxine et son action s'exerce même après que l'animal a reçu la dose mortelle de toxine, pourvu qu'il ne se soit pas écoulé un temps très long depuis l'introduction du poison. L'antitoxine n'est pas seulement préventive, elle est aussi curative.

Des résultats similaires ont été depuis obtenus par Ehrlich, de Berlin, avec des poisons, non plus d'origine bactérienne, mais dérivés du règne végétal, et tout récemment les travaux indépendants de Calmette, de Lille et de Fraser, d'Edimbourg, ont démontré que des antidotes d'une efficacité merveilleuse vis-à-vis du venin des serpents pouvaient être obtenus par l'application du même principe. Calmette a proposé une antitoxine si puissante, qu'il suffit d'une dose égale à la 200,000ᵐᵉ partie du poids d'un animal pour protéger celui-ci contre le venin des serpents les plus venimeux que l'on connaisse, à une dose qui, sans ce secours, serait mortelle en quatre heures. Pour guérir après morsure, les doses doivent être augmentées ; mais Calmette a déjà publié des cas dans lesquels des hommes semblent avoir échappé à la mort en se soumettant à ce traitement.

Le but favori de Behring, c'était la découverte des moyens de guérir le tétanos et la diphtérie chez l'homme. Dans le tétanos, les conditions ne sont pas favorables, parce que le bacille spécifique se cache dans la profondeur de la plaie et ne trahit sa présence que par des symptômes qui ne se manifestent qu'alors que la toxine s'est déjà plus ou moins diffusée dans le système général. On peut toujours craindre que l'antidote ait été administré trop tard. Dans la diphtérie, au contraire, le bacille manifeste tout de suite sa présence par les fausses membranes qui se développent dans la gorge, de sorte que l'antitoxine a plus de chance d'agir heureusement, et, dans ce dernier cas, nous pouvons dire que Behring a atteint le but qu'il poursuivait. Le problème pourtant n'étant plus aussi simple que dans le cas d'un poison chimique, il fallait aussi supprimer les bacilles, dont la sécrétion incessante eût exigé des injections répétées et qui eussent fini par obstruer les voies respiratoires.

Roux, dont le nom doit être cité quand on parle

de ces questions, triompha de la difficulté. Il
montra par des expériences sur les animaux
qu'une fausse membrane à développement rapide
avec inflammation à l'entour, était arrêtée par
l'usage de l'antitoxine et disparaissait bientôt,
laissant une surface saine. Quelle qu'en doive
être l'explication, le fait était donc établi que le
sérum antitoxique, non seulement rend la toxine
inoffensive, mais encore provoque la disparition
du microbe.

Aucune objection théorique ne subsistait donc
contre l'application du traitement. Durant ces
deux dernières années, il a été pratiqué dans
toutes les parties du monde et peu à peu il a
conquis la confiance des médecins. Le rapport
des six grands hôpitaux ressortissant au London
Asylum's Board témoigne de ses succès. Les
médecins de ces établissements, tout d'abord assez
sceptiques à l'égard du traitement nouveau, mais
le considérant toutefois comme inoffensif, l'appli-
quèrent à titre d'essai. En 1895, il fut employé
dans les 2.182 cas admis, et les résultats démon-
trèrent sa haute valeur. Si la théorie du traitement
est exacte, les meilleurs résultats doivent être
obtenus chez les malades admis dès le début du
mal, avant que l'empoisonnement ait pu se propager. Or, le rapport auquel je faisais allusion
tout à l'heure, nous apprend que le pourcentage
de mortalité, pour les six hôpitaux réunis, était,
pour les malades admis le premier jour, de 22,50
en 1894, année durant laquelle le traitement ordinaire avait été appliqué, et de 4,6 seulement en
1895 avec le nouveau traitement. Pour les malades
admis le second jour, les chiffres sont 27 pour

1894, 14,8 pour 1895. La mortalité s'était donc trouvée réduite au 1/5ᵉ dans le premier cas, à la moitié dans le second. Malheureusement, dans les quartiers pauvres de Londres, qui fournissent la plupart des malades, les parents ne se décident trop souvent à envoyer leurs enfants à l'hôpital que quand il est trop tard ; c'est ainsi que 67 % des malades ne sont admis que le quatrième jour de la maladie ou plus tard encore. Il en résulte que les statistiques générales ne donnent pas des chiffres aussi frappants ; néanmoins, la mortalité en 1895 a été moindre qu'en 1894. J'ajouterai qu'il n'y a aucune raison de croire que la maladie revêtait une forme plus bénigne qu'en 1894 et qu'aucun changement n'avait été apporté au traitement en dehors de la pratique des injections antitoxiques.

Le rapport fournit d'ailleurs une autre preuve de l'efficacité du traitement, preuve qui, bien que ne portant pas sur des chiffres élevés, mérite d'être citée. Elle est fournie par l'institution spéciale où sont envoyés les convalescents de la fièvre scarlatine des six hôpitaux :

Ces convalescents prennent souvent la diphtérie, qui est presque toujours fatale pour eux ; c'est ainsi que, pour les 5 années précédant l'introduction du traitement antitoxique, la mortalité de ce chef n'a jamais été inférieure à 50 % et se tient comme moyenne à 61,9 %.

Or, en 1895, année pendant laquelle le sérum antitoxique fut utilisé, les 119 convalescents de cette classe n'eurent que 7,50 % de cas mortels de diphtérie. Ce fait frappant me paraît s'expliquer tout naturellement par cette circonstance que les malades, se trouvant à l'hôpital quand la diphtérie se déclare, le traitement est appliqué sans délai.

Sans doute, il y a des cas qui offrent dès le début un caractère de gravité tel, qu'aucun traitement ne pourra jamais enrayer le mal ; mais sur l'ensemble des cas, il semble que l'espérance de Behring de voir réduire la mortalité à 5 o/o sera pleinement réalisée le jour où le public sera bien convaincu de l'importance qui s'attache à ce que le traitement soit appliqué dès le début du mal.

Les promesses brillantes qu'elle a partout tenues dès l'origine dans le traitement de la diphtérie, la sérothérapie les a également tenues à titre prophylactique contre le tétanos, et dans quelques rares cas, à titre curatif. (Observation d'un malade de Cnyrim de Francfort-sur-le-Mein, traité dès le 9e jour par l'antitoxine de Behring et de Knorr et guéri d'après Willemer v. g.)

Nocard d'Alford, a montré, pour si aléatoire que ne laisse d'être encore le traitement du tétanos déclaré, alors qu'il n'est pas mis en vigueur dès le principe, quels succès s'attachent à la prophylaxie systématique de cette infection meurtrière, au cas où de nombreuses opérations en série sont pratiquées en médecine vétérinaire et il inclinait à en faire peut-être bénéficier la thérapeutique humaine. (Observations de Picard, vétérinaire à Sourdon (Somme) et relation de Nocard d'Alfort, dans le Bulletin médical.) Heureusement le tétanos est rare en médecine humaine.

Mais en revanche, ce qui n'est point l'exception négligeable, mais la règle commune, courante, avec laquelle il faut, partout et toujours compter dans la pratique chirurgicale, ce qui partant est appelé un jour ou l'autre à être puissamment combattu et volontiers prévenu systématiquement par la méthode antitoxique, c'est l'infection chirurgicale commune, courante, pyogène surtout : staphylococcique, streptococcique, etc., la nature microbienne et le degré d'atténuation ou d'exaltation du virus étant nettement spécifiés et préalablement précisés par l'analyse expérimentale.

Les bénéfices d'un traitement au sérum, qui serait aussi efficace dans le traitement que dans la prévention de l'infection chirurgicale essaient de s'étendre dès l'instant à la chirurgie générale et spéciale.

N'est-ce pas à cette fin qu'Albarran et Mosny travaillent dans des recherches récentes, où ils visent spécifiquement l'infection particulière des voies urinaires et son germe par la sérothérapie.

Les quelques conclusions auxquelles soient arrivés ces expérimentateurs se réduisent à ceci ou à peu près :

Avant d'essayer sur l'homme la sérothérapie de l'infection urinaire, déterminée très souvent par le coli-bacille, Albarran et Mosny ont vacciné des animaux contre ce microbe.

Cette vaccination s'est faite :

1° fois par injections successives de cultures vivantes.

2° fois par inoculations de filtrats, de macérations d'organes d'animaux morts d'infection coli-bacillaire.

3° fois par inoculations alternantes de filtrats et de cultures vivantes.

Le sérum des animaux vaccinés a été étudié au point de vue de son pouvoir préventif et de son pouvoir curatif. L'inoculation de 1/20ᵉ de centimètre cube de sérum immunise le cobaye contre la dose mortelle de culture inoculée 24 heures après. Un cobaye vacciné avec un 1/2 centimètre cube de ce sérum a résisté à l'inoculation de vingt fois la dose mortelle de culture faite 24 heures après. Des cobayes, injectés avec deux fois la dose de culture mortelle en 24 heures pour le témoin, survivent, lorsque 2 heures après l'inoculation, ils reçoivent 2 centimètres cubes de sérum curateur.

Ces travaux sérothérapiques sont encore à l'essai. Ils auraient, à cette heure, déjà donné des résultats encourageants sur l'homme à Necker, dans le service de Guyon. Là, comme ailleurs, la thérapeutique humaine fera de plus en plus son profit de ces travaux.

Ainsi d'indicibles promesses, à peine pressenties d'hier, attendent la chirurgie de demain et c'est sur les assises fécondes du phagocytisme doublé d'un humorisme nouveau, que paraît dès aujourd'hui reposer quelque espoir, en chirurgie spéciale, en un sérum comparable au sérum antidiphtérique et antitoxique, qui faisant bénéficier la chirurgie des progrès scientifiques de la médecine, aurait autant d'efficacité dans le traitement de l'infection que dans sa prophylaxie.

Un tel sérum antiseptique, antistrepto ou antistaphylococcique, voire même antistreptostaphylococcique, qui serait aussi rationnel et possible que le double traitement sérothérapique de Roux et de Marmorek, pour les diphtéries associées, relevant du bacille de Lœffler et du streptocoque, marquerait à coup sûr la ruine de l'antisepsie chimique, même désinfectante pour le traitement des plaies septiques et dispenserait de cette manière d'asepsie armée, que préconise encore la prudence de Lister dans le traitement des plaies aseptiques, en recommandant le sublimé au 1/10,000e, ou tel autre antiseptique en dilution extrême.

Dès aujourd'hui, il est acquis à la science que l'antisepsie chirurgicale à la Lister est susceptible d'être renforcée, voire même supplantée par un sérum antitoxique à la Behring, qui exalte pour un cas microbien et septique donné, les propriétés microbicides des cellules et immunisantes des humeurs par l'antisepsie du milieu intérieur.

Que la sérumthérapie vienne au secours du Listérisme et de l'action topique et un souffle nouveau de vie stimulera la santé des blessés et des opérés vis-à-vis des germes et de leurs toxines et aidera à la guérison des plaies stérilisées par voie sanguine.

Ce que nous disons là du traitement des plaies applicable par voie interne, n'est que l'inoffensive application à la chirurgie du traitement nouveau de la diphtérie avec abandon progressif et plus ou moins total des surannés et imparfaits moyens d'action topique.

L'appropriation à l'art de la chirurgie de la science des sérums n'est pas, à l'heure qu'il est, qu'une supposition séduisante :

En ce qui concerne l'infection chirurgicale streptococcique, bien qu'on ne sache pas encore, si le streptocoque comporte des variétés multiples, les travaux Marmorek ont fait avancer la question. Le problème est à l'étude.

Des recherches sérothérapiques, également à l'étude sur l'infection staphylococcique et sur l'avenir thérapeutique desquelles les progrès indéfinis de la science expérimentale ne tarderont pas, nous l'espérons, à nous fixer, ont été faites par Capman (de Montpellier).

En ce qui a trait à l'infection staphylococcique, voici ce que nous apprennent pour le moment les recherches nouvelles de Capman de Montpellier (Académie des sciences, 5 Octobre 1896).

« Les staphylocoques, ensemencés dans du bœuf peptonisé à 1 °/₀ et légèrement alcalin et maintenus à l'étuve à 37° pendant 15 à 20 jours, en culture aérobie, donnent leur maximum de produits toxiques.

La virulence du microbe s'atténuant assez rapidement dans les cultures successives, il faut avoir soin de le régénérer de temps en temps, en le faisant passer par l'animal le plus sensible.

L'ordre décroissant de cette sensibilité est le suivant : lapin, cobaye, pigeon, chien.

Malgré, dit Capman, un nombre très considérable de passages (j'en ai fait plus de 150 en série continue), on ne peut pas arriver à obtenir avec les staphylocoques, une virulence comparable à celle que possèdent souvent d'emblée d'autres microbes, tels que le bacille diphtérique, le streptocoque ou le bacille du tétanos. J'ai cependant expérimenté avec plusieurs races, recueillies en des foyers très divers et mis en usage la plupart des moyens connus d'exalter la virulence des microorganismes. J'ai vérifié en particulier l'action des diverses substances (glucose, maltose, lactose, acide lactique, peptone etc.), additionnées à des milieux de culture très variés et injectées de toute façon aux animaux. Il serait trop long d'exposer ici les résultats de ces recherches.

Quant à la préparation des toxines, après avoir essayé les divers procédés connus : filtration, chauffage, précipitation par les agents chimiques, j'ai donné la préférence à la filtration par la bougie Chamberland.

Il faut employer de ces toxines des doses relativement élevées, pour tuer les animaux en 24 heures. Mais leurs effets toxiques se manifestent même par des doses très petites et inoculées sous la peau ; les lapins, en particulier, s'ils ne succombent pas à un empoisonnement aigu, ne tardent pas à mourir de cachexie.

On peut reproduire avec les toxines la plupart des manifestations morbides que provoquent les microbes : œdème, suppuration, nécrose, septicémie, cachexie, faits intéressants, que je me contente de signaler actuellement, mais que je compte développer plus tard. Plusieurs de mes animaux nés dans le laboratoire et n'ayant jamais reçu autre chose que de la toxine de staphylocoques ont présenté des paraplégies, des arthrites, des ostéomyélites absolument nettes.

Avec ces toxines filtrées, j'ai d'abord tenté l'immunisation chez le lapin. Mais ces animaux étant les plus sensibles à la toxine comme au microbe, il est très difficile de les vacciner assez fortement et surtout de les conserver.

Aussi, après m'être simplement assuré de la possibilité de les immuniser, me suis-je adressé au chien, espèce plus résistante et d'ailleurs capable de me fournir une plus grande quantité de sérum.

Je procède par injections sous la peau de quantités minimes au début, puis progressivement croissantes de toxines filtrées. Lorsque j'ai éprouvé, par les premières injections, la puissance de réaction de l'animal, j'augmente la dose le plus possible, afin de déterminer chaque fois le maximum de réaction. Je constate et je suis celle-ci en m'appuyant toujours sur les indications de température et de poids et je ne fais de nouvelle injection que lorsque l'une et l'autre sont revenus à la normale et s'y sont maintenus plusieurs jours.

Je suis arrivé ainsi à faire supporter à mes animaux d'énormes doses de toxine. Je possède une chienne de 25 kilogr. dont l'immunisation a été commencée en février, qui a supporté récemment une injection massive de 600 centimètres cubes de toxine, alors que deux chiens non vaccinés ont succombé rapidement, l'un au 10me, l'autre au 20me de cette dose.

L'immunisation des animaux est en rapport avec la quantité totale de toxine injectée. Il faut beaucoup de temps et beaucoup de toxine pour la réaliser à un degré suffisant : mais elle n'est que plus stable.

Le sérum des chiens ainsi immunisés possède des propriétés bactéricides et antitoxiques plus ou moins actives, suivant le degré de la vaccination. Mais une condition essentielle, non seulement de son efficacité, mais même de son innocuité, c'est de ne pas l'extraire trop tôt, il convient d'attendre que la toxine ait pu être complètement digérée, sinon l'on s'expose à recueillir un sérum encore toxique. Fait curieux et dont je puis affirmer l'authenticité, ce sérum trop tôt recueilli peut même se trouver plus toxique que la toxine injectée. Tout me porte à penser que cet accroissement temporaire de toxicité est dû à une réaction particulière du foie. Quoi qu'il en soit, cette hypertoxicité du sérum, pendant les premiers jours qui suivent l'injection de toxine, peut acquérir de grandes proportions : dans un cas, où j'ai saigné ma chienne deux jours seulement après la chute de la fièvre, j'ai constaté que le sérum ainsi obtenu était au moins cinq fois plus toxique que la toxine inoculée. On conçoit l'importance théorique et pratique de ces considérations.

Je saigne l'animal de 15 jours à trois semaines après le retour de la température normale. A ce moment, il a cessé d'être dangereux et il est devenu efficace.

Après m'être assuré que le sérum de chien non vacciné n'a qu'une action insignifiante sur l'infection staphylococcique, j'ai expérimenté chez le cobaye et le lapin le sérum de chien immunisé. Il n'est pas plus offensif par lui-même que le sérum de chien normal, pourvu qu'on l'ait recueilli dans les conditions déjà énoncées.

Quant à son efficacité thérapeutique, elle m'a paru incontestable, que je l'aie injecté comme préventif ou comme curatif, contre la culture ou contre la toxine. Naturellement sa puissance d'action, c'est-à-dire les doses à employer, varie avec les conditions dans lesquelles on l'applique :

Il faut pour prévenir l'infection (prophylaxie

de la staphylococcie) une dose bien moindre que pour la guérir (traitement des plaies infectées par le staphylocoque et ses produits septiques); la toxine est plus facilement annihilée que la culture; l'nfection sanguine d'emblée réclame des doses plus massives, que n'en exigent les lésions locales; enfin la dose varie avec la virulence du microbe employé et avec la race, l'âge et l'état de santé antérieur des animaux mis en expérience.

En l'état actuel de nos connaissances cliniques et expérimentales, connaissances antiseptiques d'ordre « externe » à la Lister et d'ordre « interne » à la Behring, d'ordre empirique et d'ordre expérimental et quels que soient les encouragements que nous donne le présent en sérumthérapie, la prudence nous dit, en attendant mieux, de compter sur la seule activité biologique des phagocytes et du sérum, dans ses limites naturelles, normales, physiologiques, et de nous fier exclusivement à l'excellence foncière de la nutrition physiologique, générale et locale.

Mais de même la vie des tissus les porte naturellement à la protection et à la défense de la plaie vis-à-vis des microbes et de leurs toxines, par le mécanisme réactionnel antimicrobien, que nous a révélé Metchnikoff et antitoxique que nous a révélé Behring et cela grâce à l'eutrophisme physiologique parfait, grâce à l'eutrophisme général du corps et à l'eutrophisme local de la plaie, qui sont le plus souvent liés, pour ne pas dire connexes, de même, si médicatrice qu'elle se manifeste, la nature des tissus, solides et liquides, a ses défaillances trophiques, soit d'ordre général, qui influent en mal sur la plaie, soit d'ordre local, qui influent encore sur la plaie. A raison du dystrophisme local (mal perforant plantaire par exemple et névrite), dystrophisme qui va ou peut aller jusqu'à l'atrophisme, telle plaie reste ulcère tenace en dépit de la plus exacte antisepsie à la Lister, c'est-à-dire qu'elle n'a qu'une tendance torpide à la guérison.

Et l'influence des troubles de nutrition locale n'est rien à côté de l'influence empêchante qu'exercent sur le processus curateur des plaies les troubles de la nutrition générale, quels qu'ils soient et quelque rigoureuse que soit l'antisepsie. Le processus est d'une marche d'autant plus torpide, que la nutrition est atteinte plus profondément et depuis plus longtemps.

Qu'on nomme la maladie générale : diathèse, dystrophie, dyscrasie, infection générale spécifique, la maladie de « toute la substance » ne laisse d'être la cause de troubles trophiques généraux, elle appauvrit spécifiquement les qualités anatomiques et physiologiques de la cellule et du sang. Le vice dystrophique de la cellule se double d'un vice dyscrasique du fluide vital. Si l'on veut que la spontanéité de guérison de certaines plaies s'opère naturellement, il faut savoir compter avec certaines défaillances dans la santé générale et locale des blessés ou opérés. Au chirurgien de se révéler médecin. Quel homme de l'art n'a pas entendu sonner à ses oreilles les mots sonores de nature « venimeuse » ou « non venimeuse » de nature « mauvaise » ou « bonne », les plaies accidentelles ou autres présentant d'un extrême à l'autre ce qui ne saurait échapper et n'échappe point au vulgaire, soit une spontanéité très lente, soit une spontanéité très prompte à guérir. C'est là une vérité banale, dont le chirurgien, dépouillant son scepticisme à l'endroit des choses de la médecine, aura cure, le cas échéant, l'antisepsie la plus listérienne, la plus orthodoxe, la plus irréprochable, n'étant pas infaillible dans le traitement des plaies. Il y a quelquefois, il y a toujours à chercher dans le blessé ou dans l'opéré un malade qui a ou non conscience de son état et la soi-disant nature mauvaise procède, sous forme acquise ou héréditaire de quelque maladie générale spécifique, microbienne ou amicrobienne, septique ou aseptique, qu'elle s'appelle: diathèse, dystrophie, dyscrasie, infection générale, etc.

Relever, comme il convient, par le traitement spécifique l'état trophique insuffisant ou nul, la nutrition de la plaie (trophisme local) et du blessé ou de l'opéré (trophisme général), est une tâche médicale, qui veut être absolument remplie. Bien que depuis Lister « l'influence de l'état général ait perdu une grande partie de son importance, tant la réparation est devenue facile », cette influence est encore fondamentale ; sans traitement général, les plaies chez les diathésiques, si franches quelles soient, sont et demeurent torpides.

De même qu'une fracture, solution de continuité des os ne se répare qu'après la gestation chez une mère, dont la nutrition phosphatée a été perturbée par la vie fœtale, de même les plaies, solutions de continuité des parties molles et dures, chez les syphilitiques, demandent pour guérir avec la spontanéité naturelle, que la nutrition « de la substance totale », soit reconstituée au dégré nécessaire par le traitement spécifique.

L'eau sublimée, spécifique approprié, relèvera mieux le taux de la nutrition locale que les autres antiseptiques connus, mais il n'y a vraiment que le traitement général pour améliorer le substratum organique et physiologique de la plaie et donner un coup de fouet à la marche cicatricielle, en ravivant le processus, qui est torpide et en relevant avec la spécificité héroïque du mercure, l'état trophique général de tous les tissus, cellulaires et humoraux.

Jamais le traitement approprié ne sera trop tôt institué chez les cachectiques généraux : alcooliques, brightiques, cardiaques, chez les diabétiques surtout, soit qu'une plaie accidentelle et plus ou moins septique s'abatte sur un pareil terrain, soit qu'il faille se résoudre d'urgence à une sanglante intervention, la vie étant en péril. Si nous faisons abstraction des albuminuriques, où une antisepsie non toxique est de mise et encore mieux l'anodine asepsie dans le traitement des plaies accidentelles, il y a indication formelle chez les blessés ou opérés, dans les diathèses, les dystrophies, les dyscrasies etc., en dépit de l'insuffisance des émonctoires, de l'émonctoire rénal surtout, à faire feu de toutes pièces de l'arsenal antiseptique, au lieu de se contenter de simples moyens aseptiques, ces moyens seraient-t-ils doublés préalablement de la prophylaxie. Sans doute, la théorie, du fait des précautions antiseptiques préalables, tient ces derniers moyens pour suffisants, même préférables, à cause de l'insuffisance surtout de la dépuration urinaire et des chances infiniment plus grandes d'intoxication par les antiseptiques, mais si, par contre, on songe que les staphylocoques de la suppuration, les streptocoques, les bactéries de la gangrène, le bacille de la tuberculose etc... et une infinité d'autres germes septiques ou susceptibles de septicité enfouis à l'état latent dans les tissus normaux, trouvent dans les conditions diathésiques, des conditions même de développement très propices à l'auto-infection, à l'auto-intoxication septique, à l'exaltation de leur virulence, il n'y a vraiment que la prudence antiseptique, curative en même temps que préventive, pour assurer le succès thérapeutique des plaies opératoires ou la guérison des plaies accidentelles.

L'asepsie préalable n'est point suffisante dans la pratique, après ce que nous avons dit déjà des téguments même normaux, qui sont infectés de toutes sortes de virus en puissance. La moindre infection, qui dans les tissus tarés peut se faire non pas seulement par l'inoculation exogène, mais par voie endogène, peut être le point de départ d'accidents infectieux et septiques terribles. C'est l'antisepsie rigoureuse qu'il faut appliquer, mais avec toute la circonspection, toute la mesure que commande l'état général du sujet et que permet le plus ou moins d'intégrité des émonctoires et surtout de l'appareil rénal.

Grâce à l'antisepsie opératoire, peut ainsi s'opérer, chose qui peut paraître quelque peu paradoxale, la réunion par première intention pour des interventions sérieuses, graves, des amputations dans le vif, au cas de gangrène chez les diabétiques, la gangrène résistant quelquefois avec ténacité au régime le plus sévère et au pansement antiseptique ordinaire.

L'antisepsie, qui se fait curative en même temps
que préventive, permet de mettre les plaies, chez
les diathésiques, les dystrophiques, les dyscra-
siques etc... à l'abri d'une suppuration facile,
infectante et septique entre toutes et de complications de toutes sortes, à virulence insolite.

Ce que nons disions plus haut des plaies chez
les syphilitiques, si vite influencées par le traitement général, montre combien le traitement spécifique est riche dans la vérole et aide puissamment à la cicatrisation des plaies et par contre
combien il est panvre dans l'alcoolisme, l'albu-
minurie, le diabète et aide peu à la guérison des
plaies accidentelles ou opératoires, tant que
l'hygiène thérapeutique et la diète préalable,
qui jusqu'ici tiennent lieu seulement de traitement général, n'ont pas été observées. C'est pour
cela qu'un malencontreux bistouri, du moment,
où il n'y a eu aucune hygiène suivie, aucune
diète préparatoire, donne ou peut donner aussi
vite et aisément la mort, le cas échéant, quelque
légère que soit l'intervention sanglante, qu'une
piqûre banale d'épine de rosier, qu'une éraflure,
une érosion accidentelle, même inaperçue, chez
les alcooliques, mieux encore chez les brightiques, les cardiaques cachectiques, mieux encore
et surtout chez les diabétiques, l'insurmontable et
fatale dégénérescence des tissus prêtant peu sur
le champ au traitement général et à l'hygiène et
rendant vains les antiseptiques les meilleurs, en
faisant vite d'un rien une plaie grave et d'une
plaie anodine une ulcération infectieuse et septique, qui s'envenime avec le venin qu'elle em-
prunte au terrain lui-même et amène rapidement

tout un terrible cortège d'accidents locaux et généraux, accidents mortels de pyémie et de gangrène.

On peut traiter une plaie septique chez un diathésique, un dystrophique, un dyscrasique, etc... par l'antisepsie et une plaie opératoire, vierge de toute inoculation septique, par l'asepsie, qui n'est bonne qu'en théorie (l'antisepsie systématique donnant seule la sécurité vraie), une telle plaie, septique ou non, ne peut guérir avec la spontanéité normale, que sous l'influence préparatoire ou la stimulation concomitante du traitement antidiathésique, antidystrophique, antidyscrasique, etc., ou de l'hygiène thérapeutique et de la diète appropriée. De même l'opothérapie appliquée depuis peu en médecine générale (suc des glandes thyroïde, testiculaire, etc... et autres glandes closes) peut relever apparemment le taux de la nutrition générale et rendre peut-être le terrain plus favorable aux interventions chirurgicales (1).

C'est sans doute, grâce au traitement général, à l'hygiène thérapeutique que les tissus vivants, phagocytes et sérum, récupèrent avec la valeur trophique leur vertu bactéricide et antitoxique, mais si c'est l'exception de se trouver aux prises dans la pratique avec des natures dystrophiques, chez lesquelles les plaies n'ont qu'une tendance torpide à la guérison, c'est la règle commune de rencontrer des natures bonnes, eutrophiques,

---

(1) Observations curieuses de retards de consolidation dans les fractures guéris par la thyroïdine (Folet de Lille, Quénu, Reclus, etc.).

chez lesquelles les plaies, quelles qu'elles soient, se réparent *proprio motu*, grâce au mouvement cellulaire vital des tissus, à la fonction bactéricide des phagocytes et antitoxique du sérum.

Telle est, on le voit, quant à la spontanéité de cicatrisation des plaies, même dans les diathèses, la puissance d'antisepsie naturelle (phagocytes et sérum) que l'antisepsie chimique, artificielle, si pâle à côté, et naguère souveraine en chirurgie, disparaît chaque jour avec son cortège inévitable d'accidents de toute sorte, d'irritation et d'intoxication.

Et la doctrine aseptique, dès aujourd'hui, triomphe : tout en ne présentant, nous l'avons vu, aucun danger, elle prévient tous les périls septiques, autant que faire se peut, en l'état actuel de nos connaissances et s'en remet au libre jeu de protection et de défense naturelle.

Ce qui fait que la chirurgie du jour qui évolue vers l'asepsie est momentanément divisée en deux camps, avec un camp éclectique intermédiaire :

Le premier camp, celui de la majorité, qui est celui de l'avenir, s'en remettant à l'antisepsie naturelle (phagocytose et antitoxie) et n'ayant plus aucune foi listérienne, c'est-à-dire aucune confiance en l'antisepsie artificielle (chimique). Le deuxième, celui de la minorité, qui est celui du passé, n'ayant, en dépit de la phagocytose et de l'immunité humorale, confiance qu'en l'antisepsie chimique rigoureuse.

Le premier camp est celui de la chirurgie, dite aseptique, qui recourt systématiquement aux moyens physiques de stérilisation absolue, parfaite, et n'emploie l'antisepsie chimique qu'à contrecœur, lorsque la stérilisation n'est pas matériellement possible (antiseptisation préventive du chirurgien et du malade et désinfection des plaies septiques ou suspectes).

Le second camp est celui de la chirurgie, dite antiseptique, dite encore Listérienne, qui recourt systématiquement aux moyens chimiques d'asepsie, moyens imparfaits, relatifs, et essaie par la perfectibilité indéfinie de ces moyens et leur application méthodique de mettre le Listérisme d'antan en conformité avec les exigences nouvelles de la science (Lister, Lucas-Championnière).

Entre ces deux camps extrêmes, s'est produit un camp éclectique, pour qui, dit Terrier, « l'antisepsie est indiquée toutes les fois qu'on se trouve en présence de lésions septiques », et pour qui « l'asepsie, au contraire, n'est utilisable que lorsque les lésions à combattre sont non septiques ».

Lister, Lucas-Championnière ne laissent d'employer une antisepsie systématique, exclusive, qu'ils se trouvent ou non en présence de lésions septiques, mais leur manière actuelle d'antisepsie est perfectionnée, elle n'est plus la manière surannée d'autrefois.

Quelle est cette métamorphose que le vieux Listérisme a subie de notre temps ? De quelles erreurs la doctrine antiseptique s'est-elle dégagée ? Quelles superfluités tombées ont allégé la méthode ? Qu'est devenue enfin la petite chirurgie antiseptique ? Où gît maintenant quelque orthodoxie ?

Lister, le champion même de l'antisepsie, va nous le dire. Reportons-nous, pour cela, aux mémorables paroles qu'il émettait au Congrès de Berlin en 1890 :

« Le succès dans la chirurgie abdominale exécutée par Bantock et Lawson Tait, sans, comme il est dit, l'emploi de moyens antiseptiques, est une pierre d'achoppement pour certains esprits. Mais à la vérité, la pratique de ces chirurgiens n'est nullement conduite sans précautions antiseptiques, et, j'en suis persuadé, ils ne voudraient pas qu'une telle impression prévalût. Tous deux sont scrupuleusement soigneux dans la purification de leurs éponges ; et, s'il y a une chose plus importante qu'une autre dans le traitement antiseptique des plaies du péritoine, c'est d'éviter les éponges impures. Tous les deux observent la propreté la plus minutieuse, *ce qui, assurément, est une précaution antiseptique, car la propreté doit sa vertu à ce fait, qu'elle présente les organismes septiques en nombre le plus petit possible et ainsi réduit leur pouvoir malfaisant autant qu'il est possible de le faire, par toutes les mesures qui ne sont pas germicides.* Ces deux chirurgiens aussi lavent le péritoine avec de l'eau, de façon à le débarrasser des caillots sans léser la surface du péritoine en le frottant avec des éponges ; et ceci est fait pour éviter le risque de septicité dans les caillots formant résidu. Le déssèchement du péritoine est une autre mesure antiseptique et Bantock, je le sais, a des éponges qui absorbent la sérosité, débarrassées par la torsion de l'acide sulfureux et en change très souvent.

« Ceci est, dit Lister, une partie de la chirurgie dans laquelle je n'ai que peu d'expérience personnelle. Mais je peux voir, que pendant que les mesures, auxquelles j'ai fait allusion, sont dans toute leur étendue hautement importantes, il doit y avoir là une chose très désirable : éviter l'application directe au péritoine de solutions antiseptiques fortes et irritantes.

« Mais maintenant que nous sommes tous d'accord que les microbes sont le mal, contre lequel nous devons lutter, il est assurément plus prudent d'assurer, par des moyens germicides, leur totale absence de nos mains et de nos instruments, que de nous fier à la propreté la plus parfaite dans le sens ordinaire du mot.

« Et si l'eau est employée pour laver le péritoine, la prudence me semble exiger qu'elle doit être débarrassée d'organismes vivants, si cela peut se faire sans la rendre irritante. Tel est, je crois, le but visé par Bantock, faire bouillir l'eau avant de s'en servir, mais je conseillerais comme plus efficace une solution excessivement faible de sublimé corrosif, telle que 1 pour 10.000, solution qui, comme Koch l'a démontré, peut être implicitement jugée de confiance comme aseptique, tout en n'étant pas, d'une manière appréciable, irritante et n'entraîne aucun risque d'empoisonnement mercuriel.

« Dans la chirurgie générale, l'application directe de fortes solutions antiseptiques n'est pas accompagnée des mêmes désavantages que dans les opérations dans la cavité du péritoine :

« Depuis quelque temps, ma manière d'agir a été de laver la plaie, après m'être assuré des points saignants avec une solution assez forte de sublimé corrosif (1 pour 500, solution antiseptique forte, analogue à la solution phéniquée forte à 1 pour 20) et d'arroser avec une solution plus faible (1 pour 4000, solution antiseptique faible, analogue à la solution phéniquée faible à 1 pour 40), pendant la suture et je n'ai eu aucune raison de me plaindre des résultats. A cela cependant, il me faut faire une remarquable exception. Quand elle est appliquée à la membrane synoviale saine d'une jointure, la lotion de sublimé forte (1 pour 500), produit une irritation gênante et par conséquent, en ouvrant une articulation, comme pour la suture d'une facture transversale de la rotule, je m'abstiens de laver et en remplacement j'ai, jusqu'ici, arrosé pendant toute l'opération avec la solution faible (1 pour 4000). Et cependant je dois avouer que pendant longtemps j'ai douté que le lavage ou l'arrosage soient réellement nécessaires. Ces doutes ont été levés en partie par des expériences dont j'ai mentionné quelques-unes au Congrès de Londres, qui m'avaient démontré que le sang normal, la sérosité normale et même le pus, n'étaient nullement des terrains favorables au développement des microbes sous la forme dans laquelle ils sont présents dans l'air et en partie en réfléchissant à l'expérience que nous acquîmes quand nous nous servions de la vaporisation à l'acide carbolique (phénique).

« Pour ce qui concerne la vaporisation, je me sens honteux de l'avoir recommandée dans le but de détruire les microbes de l'air. Si nous surveillons la formation de cette vaporisation et si nous remarquons comme son cône initial et étroit s'étend à mesure qu'il avance, avec de nouvelles portions d'air continuellement attirées dans son tourbillon, nous voyons que beaucoup des microbes qu'il contient, ne faisant que d'arriver sous son influence, n'ont pu réellement être privés de leur vitalité. Cependant, il y eut un temps où je supposais que tel était le cas, et, ayant la croyance que la vaporisation était une atmosphère libre d'organismes vivants, j'omettais différentes précautions, qu'auparavant j'avais supposées être essentielles :

« Ainsi, en ouvrant la plèvre dans l'empyème, dans le but de faire évacuer le pus et d'introduire un tube d'écoulement et ensuite en changeant le pansement, j'avais auparavant appliqué au-dessus de l'ouverture un morceau de toile trempé dans une solution antiseptique pour agir comme soupape et empêcher l'entrée de l'air pendant l'inspiration. Mais sous la vaporisation, j'omettais la soupape et je laissai l'air entrer et sortir librement de la cavité de la plèvre, bien que je me servisse de la vaporisation à une telle distance de l'appareil producteur, qu'elle était sèche et transparente, avec les particules de solution carbolique nécessairement et largement séparées les unes des autres. Et ces particules n'ont pu avoir qu'un instant de contact avec un peu de cette poussière aérienne, avant d'être aspirées dans la poitrine, et, assurément la présence du pus ou de la sérosité garantit cette poussière contre toute action de l'antiseptique. Il est physiquement impossible que les microbes, dans une telle poussière, aient pu être, de quelque façon que ce soit, affectés par leur présence momentanée dans la vaporisation.

« Cependant, nous n'avons pas trouvé que nos résultats dans le traitement de l'empyème aient été rendus plus mauvais par cette fausse confiance dans la vaporisation. Il *y* a peu de choses plus belles dans la chirurgie antiseptique, si on la met en contraste avec l'ancienne pratique, que de voir le contenu purulent et abondant de la plèvre donner place tout à coup à un épanchement séreux, diminuant rapidement de jour en jour, jusqu'à ce que, l'ouverture étant abandonnée à elle-même pour se refermer, la plèvre, rendue à son état sain, reprenne sa fonction normale d'absorber les gaz et, comme le vide naturel qui est à l'intérieur est rétabli, la pression atmosphérique soulève le poumon contracté et l'amène de nouveau en contact avec la paroi de la poitrine, intacte dans ses dimensions. Nous avons été témoin d'une telle marche avant les jours de la vaporisation et telle nous avons continué à la voir pendant son emploi.

« Si donc aucun mal n'est résulté de l'admission de jour en jour d'organismes atmosphériques abondants, se mélangeant sans changement avec la sérosité de la cavité de la plèvre, il semble s'ensuivre logiquement que les poussières, qui flottent dans l'air, peuvent être négligées dans notre travail chirurgical.

« Et s'il en est ainsi, nous pouvons nous dispenser du lavage et de l'irrigation antiseptiques, pourvu que toujours nous puissions nous fier à nous-mêmes et à nos aides pour éviter l'introduction dans la plaie de souillure septique provenant de toute autre source que de celle de l'atmosphère.

« Depuis que nous avons abandonné la vaporisation, il y a trois ans (1887), nous avons eu soin de suppléer à son absence, non seulement par le lavage et l'irrigation antiseptiques, mais en entourant le siège de l'opération de grandes serviettes tordues, après avoir été plongées dans une solution antiseptique. Cette vaporisation bien qu'inutile pour le but pour lequel elle fut primitivement destinée, avait sa valeur comme irrigateur abondant et perpétuel, maintenant la pureté des mains et du voisinage du chirurgien, comme un garde inconscient. Mais si en plus de la vaporisation, nous renonçons à tout lavage, à toute irrigation de la plaie, notre vigilance doit être redoublée. Cependant, je crois qu'avec des aides dûment convaincus de l'importance de leurs devoirs, la tâche ne serait nullement difficile. Je ne me suis pas encore aventuré à faire l'expérience sur une large échelle, bien que depuis longtemps je l'aie en vue. C'est une chose sérieuse que d'expérimenter sur la vie de ses concitoyens ! Mais je crois que le temps est maintenant arrivé, où elle pourra être essayée.

« Et si elle réussissait, alors peut-être mon premier rêve pourra s'accomplir : jugeant d'après l'analogie des lésions sous-cutanées, j'espérais qu'une plaie faite sous les précautions antiseptiques pourrait être sur l'heure fermée complètement avec une ligne d'union que l'on scellerait peut-être hermétiquement à l'aide de quelque vernis antiseptique. Et amer fut mon désappointement de trouver que l'acide carbolique (phénique), que nous employions comme agent d'antisepsie, amenait par son irritation un écoulement si abondant de sérosité sanguinolente, qu'il nécessitait une ouverture pour sa sortie. De là le drainage des plaies.

« Mais si nous pouvons écarter l'application d'un antiseptique aux surfaces coupées, en nous servant d'éponges tordues après immersion dans un liquide qui est aseptique, mais non irritant, telle une solution de sublimé corrosif de 1 pour 10.000, nous pouvons de bonne foi espérer que l'idéal primitif peut être atteint de plus ou moins près.

« Nous nous en sommes déjà considérablement rapprochés depuis quelque temps. Nos plaies n'étant plus soumises à l'irrigation constante de la vaporisation et l'acide carbolique ayant cédé la place aux solutions moins irritantes quoique plus efficaces de sublimé corrosif, l'écoulement séreux est bien moindre qu'autrefois et il faut moins de drainage. Dans de nombreuses petites plaies ou nous avions coutume de trouver le drainage obligatoire, nous l'omettons tout à fait et dans celles d'une étendue plus grande, nous l'avons grandement réduit. Ainsi, après avoir amputé le sein et nettoyé l'aisselle, je me sers maintenant d'un seul tube court de calibre très ordinaire, où j'avais coutume d'en employer quatre de dimensions différentes. Mais ce serait une grande chose si nous pouvions nous dispenser tout à fait du drainage, sans appliquer la pression élastique très ferme adoptée par quelques chirurgiens, pression qui, outre qu'elle entraine le risque de former des escarres sur des parties de faible puissance vitale, avec la chance qu'elle pourra après tout faillir à son but, devient souvent très fatigante pour le malade !

« Il me reste à dire quelques mots touchant la meilleure forme de pansement extérieur. Quelques chirurgiens ont pensé que la simplicité et l'efficacité peuvent se combiner au plus haut point par l'emploi de coton brut (ou gaze) stérilisé par la chaleur. Mais bien que ce puisse être une chose simple de chauffer complètement le coton au moyen d'appareils appropriés dans un établissement public, pour le praticien ordinaire ce serait impraticable. Et pour ce qui concerne l'efficacité, j'ai à peine besoin de faire remarquer que le coton purement et simplement aseptique ne peut exclure l'action septique que quand il est à l'état sec. Quand il est mouillé à sa surface extérieure par un écoulement abondant, il doit être sujet à devenir septique en masse. Quelles que soient d'ailleurs les améliorations qu'apporte l'avenir, pour diminuer ou abolir l'écoulement des plaies faites par le chirurgien, il devra toujours rester des cas dans lesquels il se trouvera en plus ou moins grande quantité.

« Les blessures contuses, par exemple, dans lesquelles une matière malpropre d'une sorte ou d'une autre a été introduite avant qu'elles n'aient été vues par le chirurgien, devront être purifiées par l'emploi de moyens antiseptiques puissants et devront couler librement pendant un certain temps. On peut dire la même chose des cas, dans lesquels nous faisons l'essai, souvent avec un succès remarquable, de rétablir un état aseptique, dans une partie affectée de sinus septiques. De plus il y a des abcès dans lesquels, dans l'état présent de nos connaissances, nous ne pouvons éviter l'incident d'un suintement séreux considérable et dans lesquels un pansement antiseptique tout à fait digne de confiance est une question de vie et de mort. Et là, où l'écoulement est considérable, il est essentiel que le pansement soit d'une sorte qui ne permettra pas le développement d'organismes septiques en dedans, bien qu'il en soit saturé entièrement et ceci, je crois, ne peut être obtenu que par l'emploi de substances chimiques antiseptiques. Depuis quelque temps, j'ai employé dans ce but (après l'acide phénique et le sel alembroth) une combinaison des deux cyanures de zinc et de mercure, qui semble remplir les conditions exigées d'efficacité antiseptique et d'emmagasinage convenable de l'agent, malgré l'écoulement libre, en même temps que l'absence de propriétés irritantes. Ayant déjà écrit sur ce sujet, je ne veux pas retenir les membres du Congrès par des détails qui s'y rapportent, j'ajouterai seulement que depuis la date de cette publication, le docteur Dunstan, de la Société pharmaceutique de Londres, a trouvé le moyen par lequel cette substance peut être préparée d'une manière parfaitement définie et contenant 2 fois autant pour cent de cyanure de mercure que la quantité dont nous nous étions servis jusqu'ici.

« Et comme j'ai affirmé que le cyanure de mercure est l'ingrédient le plus important au point de vue antiseptique et aussi que la substance de Dunstan avec son plus grand dosage ne rend pas le sel irritant, nous pouvons de bonne foi considérer la nouvelle préparation comme un perfectionnement.

« Et cependant, nous n'avons pas eu besoin de nous plaindre de cette substance dans la forme où nous l'avons employée jusqu'ici. Ceux qui ont suivi ma manière d'agir à l'hôpital de King's

Collège pendant l'année et demie, où ce pansement
a été employé, conviendront avec moi que nous
avons assuré une stabilité de résultats aseptiques,
qui a plus que jamais justifié l'exécution d'opérations autrefois tout à fait impossibles à garantir.

« Messieurs, disait en terminant Lister aux
congressistes de Berlin (1890), en me reportant
ainsi à mes travaux, je ne le fais pas, croyez-moi,
avec un esprit de jactance ; mais dans l'espoir de
stimuler quelques-uns de ceux à qui je m'adresse,
en cette mémorable occasion, à la poursuite la
plus active et la plus complète du grand but de la
chirurgie antiseptique ».

(Lister, *Congrès de Berlin*, 1890).

FIN

INDEX BIBLIOGRAPHIQUE

1° Principales publications du profeseur Lister entre autres surtout :

a). On the present position of antiseptic surgery, au Congrès de Berlin, 1890.

b). L'art de guérir et la science, au Congrès de l'association britannique pour l'avancement des sciences, 1896, (d'après la *Revue scientifique*).

2° *Chirurgie antiseptique. Principes, modes d'application et résultats du Pansement de Lister*, par le Dr JUST LUCAS CHAMPIONNIÈRE, 1880.

3° *Traité de Thérapeutique chirurgicale*, FORGUE et RECLUS, 1892.

4° *La pratique de l'Asepsie et de l'Antisepsie en chirurgie*, par ED. SCHWARTZ, 1894.

5° *Nouveaux Éléments de petite chirurgie*, par CHAVASSE, 1886.

6° VAPEREAU. *Dictionnaire des Contemporains.*

7° Journaux médicaux.
Publications scientifiques
Revues, etc., etc...

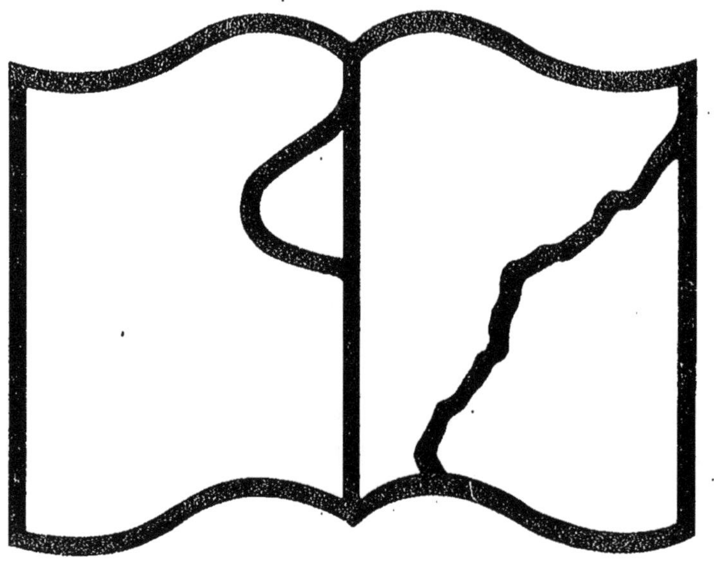

Texte détérioré — reliure défectueuse

NF Z 43-120-11

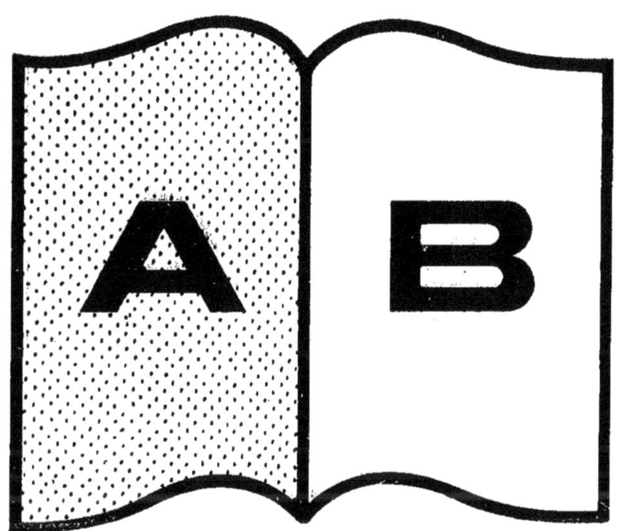

Contraste insuffisant

NF Z 43-120-14

www.ingramcontent.com/pod-product-compliance
Ingram Content Group UK Ltd.
Pitfield, Milton Keynes, MK11 3LW, UK
UKHW020839120726
13693UKWH00002B/725